がん治療にまつわる
患者の悩みへのアプローチ

編集代表 宮岡 等 北里大学 名誉教授（精神科）

謹 告

本書に記載されている事項に関しては，発行時点における最新の情報に基づき，正確を期するよう，著者・出版社は最善の努力を払っております。しかし，医学・医療は日進月歩であり，記載された内容が正確かつ完全であると保証するものではありません。したがって，実際，診断・治療等を行うにあたっては，読者ご自身で細心の注意を払われるようお願いいたします。

本書に記載されている事項が，その後の医学・医療の進歩により本書発行後に変更された場合，その診断法・治療法・医薬品・検査法・疾患への適応等による不測の事故に対して，著者ならびに出版社は，その責を負いかねますのでご了承下さい。

■ 序文

　日本国内でがんと診断される人は2020年には約95万人に達し，がん専門病院に勤務する医師だけでなく，多くの医師ががん告知とそれに伴う説明を求められることになった。本書は「がん治療にまつわる患者の悩みへのアプローチ」と題し，がん罹患に関係して起こる患者の悩みや心身の反応を患者の言葉で具体的に示し，医療者はどのように対応すべきかを，がん治療を専門とする医師や精神腫瘍学に関わる精神科医や心理職が答えたものである。

　がん医療の場で診断告知や疾患の説明，医師の対応に一定の答えがあるとはいえない。またがんの種類，患者の性格，家族を含む環境などは患者ごとに異なるため，執筆者には答の汎用性は求めず，「自分なら臨床現場でこうやっている」という対応を記載してもらった。したがってその記載は手本に適したものもあれば，読者の中に「自分はそうしない」という議論を起こすこともあってよいと考えている。各項目に「別の面から」という項目を入れて，書面討論のように議論を活発にしたかったが，日本の風土なのかがん医療の特性なのか，実現が難しかった。その代わりというのも適切でないが，編集代表の小子が「Dr.宮岡からの一言」として，執筆者があまり触れてない面や触れているがもっと強調したい点を入れた。

　もう一点，evidence-based に触れる。がんの身体医療は言うまでもなく，精神医療でも，最近少し下火になっている傾向もあるが，エビデンスとそれに基づくガイドラインが求められている。小子は精神面という患者の個別性を重視すべき医療でエビデンスをどう求めるべきか，エビデンスを求めすぎると，個々の患者の性格や環境面への配慮が消えるのではないかが気になっていた。がん患者の精神面への対応という通常の精神医療以上にエビデンスを求めにくい領域で，本書では求めなかった evidence-based psychooncology はどのような発展を遂げるのであろうか。

　本書ががんを専門とする医師だけでなく，がんの疑いのある患者に接する可能性のある一般医，がん患者の精神面への対応，あるいはそのアドバイスを求められる精神科医に読んでいただいて，多くの方のご意見を伺いたいと思う。

2025年2月

編集代表　宮岡　等

■ 目 次

設定 1. 確定診断前の段階

1 「がんかもしれないと心配で夜も眠れない」 　　　　　宮地英雄　**1**

2 「もう少し様子をみたいので検査を待ってほしい」 　　　　　林　経人　**4**

3 「自分は煙草も酒もやらないし，家族にもがんは1人もいない。
自分ががんであるはずはない」 　　　　　林　経人　**7**

4 「もう手遅れで死ぬのか?」 　　　　　林　経人　**10**

5 「がんであるはずがない。何かの間違いではないか?」 　　　　　篠　美和　**13**

6 「検査の結果を聞きたくないので家族に伝えてほしい。
結果をはっきりとは聞きたくない」 　　　　　古藤里佳　**16**

設定 2. 確定診断のための精密検査の段階

1 「どうしてこんなに検査が多いのか?
検査の説明で合併症などの話を聞くとやる前から気が滅入る」 　　　　　篠　美和　**18**

2 「知人から死にそうになるくらいしんどかったと聞いた。
怖くて検査を受けたくない」 　　　　　林　経人　**20**

3 「検査のせいで時間がかかり手遅れになるのが怖い」 　　　　　古藤里佳　**23**

4 「結果が悪かったら聞きたくない」 　　　　　古藤里佳　**25**

5 「検査を進めるのを待ってほしい」 　　　　　宮地英雄　**27**

設定 3. 確定診断後①：病名告知後

1 「結果をはっきりとは聞きたくなかった」 　　　　　宮地英雄　**30**

2 「もう何も考えられない。これ以上は聞きたくない」 　　　　　宮地英雄　**33**

3 「結果が間違っている。がんであるはずがない」 　　　　　宮地英雄　**36**

4	「どのくらいで死ぬのか? 死にたくない。何も考えられない」	古藤里佳	**39**
5	「もう何もしなくてよい。早く死にたい」	篠 美和	**41**
6	「早期でしょ? すぐ治るでしょ? 絶対に治りますよね」	宮地英雄	**44**

設定 **4.** 確定診断後②：病期告知後

1	「治るはずなのに治せないとはどういうことだ。 治せる病院が他にあるのではないか?」	川居利有	**47**
2	「がんなんて信じない」	矢鳴由起子	**50**
3	「もうだめってこと? 死ぬってこと?」	矢鳴由起子	**53**
4	「治らないならすぐに楽にしてほしい。死なせてほしい」	厚坊浩史	**56**
5	「○○様が助けてくれるはずだから私は助かる。生き延びる」	厚坊浩史	**59**
6	「勤務先には知られたくない」	宮城八重子	**62**
7	「生活への影響は?」	川居利有	**66**
8	「自分のライフワークはこのまま続けられるのか?」	厚坊浩史	**69**
9	「家族に心配かけたくないから，知られたくない」	矢鳴由起子	**71**
10	「治療には体力が要るというが，治療を続けられるのか」	厚坊浩史	**74**
11	「治療にはお金がかかるというが，自分は一番いい治療を受けられるのか， 治療を続けられるのか」	宮城八重子	**77**
12	「家族や支援者，会社にも気を遣わせている。どうすればいいか」	厚坊浩史	**82**

設定 **5**. 積極的がん治療開始後①：治療初期

1 「こんなにつらいなら治療しなきゃよかった。でもやめる勇気はない。　酒見惇子　**85**
　　どうしたらよいかわからない」

2 「何のために治療をしているのかわからない。もう治療はやめたい，死にたい」　厚坊浩史　**87**

3 「副作用が心配」　酒見惇子　**89**

4 「治療が続けられるのかが不安」　酒見惇子　**92**

5 「周囲に気を遣わせてしまっている」　酒見惇子　**94**

設定 **6**. 積極的がん治療開始後②：治療維持期

1 「治療が続けられるか心配」　厚坊浩史　**96**

2 「勤務先に迷惑をかけ続けている」　宮城八重子　**98**

3 「家族 (サポーター) に迷惑をかけ続けている」　宮城八重子　**101**

設定 **7**. 積極的がん治療開始後③：再発後

1 「がんは治るって言ったじゃないですか？　どうして再発するんですか？　何かの　藤阪保仁　**105**
　　間違いじゃないんですか？　納得できない。こんなに頑張ったのになぜ？」

2 「もう大丈夫だと思ったのに……。再発と言われてもう何も考えられません。　采田志麻　**107**
　　どうしたらよいですか？」

3 「何も考えたくありません。もう悪い話は聞きたくありません。　吉田　稔　**111**
　　今回はもういいです」

4 「もう治すことは諦めたほうがいいでしょうか」　勝俣範之　**115**

設定 **8**. 終末期への移行

1 「がんの治療をやめるのが怖い。諦めたくない。助かると信じてる」　市川靖子　**118**

2 「どうなっていくのかが不安でしかたない。夜も眠れない。先の希望がない」　森　一郎　**121**

3 「家族に迷惑をかけ続けている。これ以上生きていても……」　　　西　智弘　**124**

4 「死にたくない。死ぬのは嫌だ」　　　齋藤　円　**127**

5 「もういい。すぐに楽になりたい。苦しみをとるためならどんな注射や処置でも
して下さい。もう終わりにしたい。安楽死させて下さい」　　　武井宣之　**129**

設定 **9**. 終末期の家族・サポーター

1 家族・サポーターからの悩み
「かわいそうで見ていられない。一緒にいるとつらい」　　　佐藤　崇　**134**

2 家族・サポーターからの悩み
「いうことを聞いてくれない。だんだん嫌いになっていく」　　　児玉美由紀　**137**

3 家族・サポーターからの悩み
「このまま何もしないのは受け入れられないが，何かできるとも思えない」　　　山本未菜　**140**

4 家族・サポーターからの悩み
「本当の気持ちを話してくれない。愚痴などを言ってくれない」　　　桑名寿美　**143**

5 家族・サポーターからの悩み
「自分でできそうなことまで，全部私に頼ってくる」　　　近藤まゆみ　**147**

6 家族・サポーターからの悩み
「最近急に（患者の）落ちこみがひどくなってきた」　　　津﨑心也　**151**

7 家族・サポーターからの悩み
「『医師には内緒にしてほしいが』と言って，家庭のことや病気のことを話してくる」　　　望月美穂　**154**

8 家族・サポーターからの悩み
「患者がずっと『死にたい』と言い続けている」　　　市倉加奈子　**158**

設定 **10**. サバイバー

1 「がんって聞くとドキドキして苦しくなる。治ったはずなのにつらい」　　　佐々木治一郎　**162**

2 「またがんになるのが不安」　　　佐々木治一郎　**165**

3 「仕事や私生活に自信がわかない。元気が出ない」　　　市川賀一　**168**

4 「後遺症がつらい」　　　押川勝太郎　**171**

索引　　　**176**

■ 執筆者一覧(敬称略)

編集代表
宮岡　等　　　北里大学 名誉教授(精神科)

編者
佐々木治一郎　　北里大学医学部新世紀医療開発センター横断的医療領域開発部門臨床腫瘍学
厚坊浩史　　　がん研有明病院腫瘍精神科
清水　研　　　がん研有明病院腫瘍精神科
宮地英雄　　　こころのホスピタル町田

著者
林　経人　　　相模原協同病院ペインクリニック内科
篠　美和　　　広瀬病院在宅診療部
古藤里佳　　　そうわクリニック(橋本)緩和ケア・一般内科
川居利有　　　がん研有明病院腫瘍精神科
矢鳴由起子　　がん研有明病院腫瘍精神科
宮城八重子　　がん研有明病院がん相談支援センター
酒見惇子　　　神戸大学医学部附属病院がん相談室(がん相談支援センター)・緩和ケアチーム
藤阪保仁　　　大阪医科薬科大学内科学講座腫瘍内科学
采田志麻　　　くまもと森都総合病院腫瘍内科
吉田　稔　　　日本赤十字社熊本健康管理センター所長
勝俣範之　　　日本医科大学武蔵小杉病院腫瘍内科
市川靖子　　　帝京大学医学部附属病院腫瘍内科
森　一郎　　　協立記念病院緩和ケア科
西　智弘　　　川崎市立井田病院腫瘍内科
齋藤　円　　　市立ひらかた病院精神科
武井宣之　　　熊本赤十字病院精神腫瘍科
佐藤　崇　　　北里大学病院呼吸器内科
児玉美由紀　　北里大学病院看護部
山本未菜　　　北里大学病院看護部
桑名寿美　　　北里大学病院看護部
近藤まゆみ　　北里大学病院看護部
津﨑心也　　　北里大学病院臨床心理室
望月美穂　　　北里大学病院看護部
市倉加奈子　　北里大学医療衛生学部保健衛生学科・北里大学大学院医療系研究科
市川賀一　　　北里大学病院トータルサポートセンター
押川勝太郎　　宮崎善仁会病院腫瘍内科

設定1. 確定診断前の段階

「がんかもしれないと心配で夜も眠れない」

【患者さんはなぜこう訴えたか】

不眠，特に入眠困難といった状況に対し，「考えごとをしてしまう」というのは，「思い当たる原因」としてよく聞かれる事柄である。きっかけとなる「考えごと」は，当人の生活，家庭，家族，あるいは仕事のように，複数の人間が関与しうる社会的なことなどがありえる。入眠困難を引き起こす考え，悩みについては，「答え」が単純に出にくい，ということが共通していることであろうか。

そして健康面，特に「がんの罹患」という事柄は，まさしくこの要件に当てはまる。そしてそのことがまだ確定していない，という状況なれば，まさしく「答えがでない」状況であり，「眠れない」状況を引き起こす思考ということになろう。「眠れない」ことに対しては下記が問題となる。

- 「眠れない」ことそのものへの苦痛→静かで暗い中，目が冴えてしまう。寂しい気持ちが増す。その状況が繰り返されると「夜を迎える」「寝る・横になる」「暗くする」のが苦痛，怖くなってしまう
- 「眠れない」ことによるその後（多くは翌日）の自分の身体的不調，行動パフォーマンスの低下などへの懸念→眠れていないのでだるい。つらい。なんとなく頭が痛い。気持ちが悪い。（仕事などに）集中できない，途中で急激に激しい眠気に襲われる，あるいは襲われる不安がある

【患者さんへのアプローチとそれに関係する考え方】

「眠れない」という訴えであるが，安易に睡眠薬処方とするのではなく，まず実際の状況を聴取，整理する。「眠れない」とは言っているが，実際は眠れていて，「これから眠れなくなるんじゃないかという不安」や「途中で起きてしまう怖さ」などを，「眠れない」と表現し，対応を求めてくる場合もあるからだ。

睡眠覚醒のリズムでは，

①入床する時間と入眠する時間
②覚醒する時間と起床する時間
③途中起きるかどうか。回数・起きたときに何をするか・再度すぐに眠れるか
をポイントとして聴取する。

①では，入眠困難感が聴取できる。③の中途覚醒時の再入眠困難と合わせると，「眠りにつけなくて，布団でゴロゴロしている」様子は想像でき，誰しも経験していることであろうが，翌日のことを考えると不安であったりイライラする現象であろう。②では，Totalの睡眠時間が確認できる。

これらを確認すると，案外眠れていたり，睡眠時間が短くなっていても昼休みや午睡などで補えていて，パフォーマンスの低下を防げている場合も多い。

対応例

薬の使用は，患者との話し合いになる。相談時に「薬が欲しい」という場合でも，上記のように状況を整理すると，「もう少し，薬なしでやってみます」というように過ごせる方もいる。

薬を所望し，かつ何らかの対応を要する場合は薬剤処方を検討するが，その場合でも，「なるべく毎日服用しないように」「休薬日をつくるように」などのように指導し，「薬がないと過ごせない」という状況をつくらないよう努める。

実際の処方は，専門家に依頼できればそのほうがよいが，自分で処方しなければならない場合は，できるだけベンゾジアゼピン系睡眠導入薬は避けるほうが望ましい（後述**問題点**参照）。また多剤併用にならないよう注意する。ただし，がんの加療のステージで，進行，末期の場合は，状況に応じてということになる。

問題点

「不安で眠れなくて，夜を迎える恐怖」を訴える患者が，「睡眠薬を下さい」と懇願してくる。この際ベンゾジアゼピン系睡眠導入薬は避けたほうがよい。この系統の睡眠導入薬は，せん妄のほか意識障害，睡眠異常をきたすこともしばしばある。高齢者や身体状況が悪い場合に使用すると，その確率が高くなる。やむをえず処方する場合は，その点をしっかり説明し，家族にも注意するように伝える。

ポイント

睡眠についての相談を受け対処したつもりでも，かえって睡眠障害をきたす可能

性があることに留意すること。睡眠の状態をしっかり聞き，薬を使用するメリットとデメリットを話し合っておくこと。

宮地英雄

> 不眠が前景に立っていても，それが強いうつ状態の症状として生じている場合，眠気の出る抗うつ薬を眠前に用いたほうがよいこともある。

Dr.宮岡からの一言

設定1. 確定診断前の段階

2

「もう少し様子をみたいので検査を待ってほしい」

【患者さんはなぜこう訴えたか】

　健診で異常を指摘されたり，何らかの症状が出現して受診している場面である。言葉通り受け取れば，時間経過とともにこうした異常・症状が自然軽快することを期待しての訴えと言える。一方，仕事や生活環境により，検査を受けるための時間が現実的にとれない場合もある。さらに，「もし実際にがんと診断されたらどうしよう」といった，がんに対する心理的不安感，時にはがんの受け入れ拒否と言った強い感情が根底に存在する可能性もある。実際に検査をしてがんと診断されたら，それまでの安定していた日常が大きく変化し，自分の寿命や死と向き合わねばならない。予定していた人生設計が大きく変化する可能性もある。こうした心理的不安感は，患者が医師から検査を勧められたときに常に存在する。

❶➡仕事で多忙な壮年者の場合：「仕事に穴をあけられないので，もう少し待ってもらいたい」「今検査なんかしていると仕事仲間に迷惑をかけてしまう」「仮にがんなどと診断されたらキャリアアップに悪影響を与えてしまう」

❷➡子育て中の夫婦の場合：「検査で家を空けると，その分配偶者の負担が増えてしまう」「今病院通いになると子育て（学業）がおろそかになってしまう」「がんの検査をすると家族に余計な不安を与えてしまう」

❸➡高齢者の場合：「家族に世話や面倒をかけてしまう」

【患者さんへのアプローチとそれに関係する考え方】

　患者が「もう少し様子をみたい」と言う理由を確認する。自然軽快を期待している場合や，実際に検査を受ける時間がないといった現実的な状況への反応，また心理的不安感がある場合などが挙げられる。これらは単体で存在するより混在化している場合が多い。

　患者が自然軽快を期待している場合は，「待つ」という選択肢もある。しかし実際がんだった場合，「待つ」ことはすなわち「病状が進行する」ことを意味する。そ

のため,「いつまで待つのか」「どの段階になったら検査を行うか」といった時間的な制限を決める必要がある。

現実的状況へのアプローチでは,検査を受けるメリットとデメリットを提示する。デメリットのひとつに,検査するには時間がかかることが挙げられる。現代社会において,時間が有り余って生活している人は少ない。特に仕事を持つ壮年者や子育て世代は,どうしても自身のことを後回しにせざるをえない人が多く,検査を受けたくても受けられない現状がある。だが,がんは早期発見,早期診断が結局治療期間の短縮につながるため,そのためにも早期の検査が功を奏することが多い。患者の置かれた現状に共感を示しつつも,早期に検査をするメリットを伝えたい。

心理的不安感に関しては,がんに限らずどの検査でも不安感が生じることは普通であることを共有する。特にがんの検査の場合,検査を勧められた時点で少なからず結果を予期し死を連想するため不安感はいっそう強くなる。こうした背景を念頭に置き,言葉遣いや態度に注意して患者と接することは,患者との信頼関係構築の一助になる。

❶−❸共通

➡患者の置かれている生活環境や優先順位などの情報を得る。

「もう少し様子をみたいというのは,どんな理由ですか?」

「仮にがんだった場合,検査を遅らせることでより病状が進行し,治療に時間を要する可能性があります」

「検査を待つことのメリットとデメリットを考えていきましょう」

❶➡「早く結果がわかることで,仕事を整理する時間をつくることができるかもしれません。そのほうが,職場の方は助かるかもしれませんね」

❷➡「早く結果がわかれば,夫(または妻)の仕事の調整ができたり生活環境を整えることができるかもしれないという考え方もありますよね」

❸➡「子どもやお孫さんが,なんで早く検査してくれなかったのかと悲しい気持ちを持たれるかもしれません」

ポイント❶

あくまで検査を受けないと言っているわけではなく,少し待ってほしいと言っている。医療者としては少しでも早期に検査をしたいところだが,あまりに医療者主導で進めると,今後の医療者−患者関係の構築が困難になる可能性がある。患者の生活環境や優先順位を重視していることを伝えた上で,「〜という考え方は

いかがでしょうか？」という提案型のコミュニケーションは，患者のその後の能動的な行動を誘導する。

ポイント❷

がんの検査を勧められた時点で強い不安感が生じている。その不安感は，時として医療者に対する不安感，敵対心に発展する可能性を秘めている。特に，認知症を併発した高齢者の場合，丁寧な説明をしても理屈が通らないことがある。家族がいる場合は同席させるなど，患者の不安感を少しでも軽減できる工夫をすることで良好な医療者-患者関係が築け，前向きな検査や治療導入につながる。

林　経人

設定1. 確定診断前の段階

「自分は煙草も酒もやらないし，家族にもがんは1人もいない。自分ががんであるはずはない」

【患者さんはなぜこう訴えたか】

　一般的な症状で受診したところ，「がん」という死に至る病の可能性を突然指摘された場面である。想定外の展開に，がんを否定するためのエピソードを並べ，自分ががんではないことを証明しようとしている。一般的には，最初に困惑感が生じ，徐々に否認や怒りの感情が生じるが，その背景には，今まで送ってきた日常生活が今後送れなくなるかもしれないといった強い不安感が存在する。特に若年者～壮年者は，仕事や学業，子育てなど社会的役割や責任が高齢者に比べて大きい場合が多く，こうした反応が強く出現することがある。また，近年健康志向も強まっており，喫煙や飲酒など生活習慣を改善してがん発症のリスク因子をできる限り排除した生活を意識的に行ってきた人も多い。その場合は，年齢に関係なく否認感や怒りの感情が強まる場合がある。

❶➡若年者～壮年者の場合：「そもそもがんになるような年齢ではない。何かの間違いでしょう」「仕事に影響が出ないように，がんになりそうなものは一切やってこなかった。自分ががんになるはずがない」

❷➡高齢者の場合：「煙草も酒も頑張ってやめた。今になってがんになるはずがない」

❸➡不安感が強い場合：「もし自分ががんになっていたら，もう何もかもおしまいだ」

【患者さんへのアプローチとそれに関係する考え方】

　突然がんの可能性を指摘されて，今まで大切に守ってきた生活や描いてきた将来の展望が破綻するかもしれないという強烈なストレス下に置かれている。困惑や否認，時には強い怒りの感情が出現するのは一般的な反応である。医療者としては，こうした患者の不安定な感情に共感しつつも，早期に診断し治療を開始するためにいち早く精査していくという大方針は揺るがない。否認や怒りといったマイナス感情が爆発して今後の精査が行われなくなることを避けるためにも，早い

時期から患者との間に信頼関係が築けるようなアプローチが求められる。特に患者が若年者〜壮年者の場合は，仕事や学業，子育てなどにより頻繁に受診することが困難である場合が多く，不安感情も相まってドロップアウトしやすい。検査や治療の全体的なスケジュールを伝えると患者も計画を立てやすいだろう。不安感が強いと判断した場合や高齢者の場合は，説明時に家族を同席させたほうが理解されやすく，ドロップアウトの減少につながる。

❶−❸共通
➡ 患者の戸惑いに共感しつつも，前向きに検査ができるよう促す。
「びっくりしましたよね」「今まで健康に気をつけて過ごされてきたのだから，そんなわけないとお考えになるのは当然です」「はっきりさせるためにもしっかり検査をしていきましょう」

❶➡「なんで若年者の自分ががんを疑われるのか……と思うのは当然です」「仕事（学業・子育て）の都合もあると思います。できるだけスムーズに検査ができるよう，おおまかな検査スケジュールについて説明します」

❷➡「びっくりですよね。もし話がわかりにくかったり，おひとりで聞くのが不安であれば，ご家族を交えてもう一度お話ししますよ」

❸➡「突然の話で不安もありますよね」「どなたかと一緒にお話を聞きたいですか？」

問題点

患者が家族や代理人など第三者を交えた説明を希望した場合，改めてそのような機会を提供する。しかし，患者と第三者との間で受け止めや今後の意向が異なる場合がある。第三者の人数が多いほどこうした可能性が高くなるため，同席者は配偶者などキーパーソンになりうる者に限定することも検討する。

ポイント

キューブラー・ロスは著書『死ぬ瞬間 死とその過程について』[1]の中で，「死の受容プロセス」として「否認」→「怒り」→「取引」→「抑うつ」→「受容」といった経過をたどることが一般的であるが，必ずしもこのような経過をたどるわけではないと論じている。年齢の違いや社会的役割の存在などにより，最初から「怒り」や「抑うつ」が出現したり，「受容」したように見えても徐々に「怒り」が再燃するなど，個人差は大きい。表題の言葉が出た場面は，今後の医療者-患者関係や信頼感を築く重要なタイミングである。患者の移りゆく心理をしっかりと評価しなが

ら精査を促していく必要がある。

文 献
1) キューブラー・ロス：死ぬ瞬間 死とその過程について．鈴木晶，訳，読売新聞社，1998.

林　経人

> 認知症による判断力低下のために，がんを否定することや，稀に「がんではない」とういう妄想を有することもある。このようなときは専門医に相談したほうがよい。

Dr.宮岡からの一言

設定 1. 確定診断前の段階

4

「もう手遅れで死ぬのか？」

【患者さんはなぜこう訴えたか】

　確定診断前の段階でこのような訴えが出るのは，がんであるとはっきりとした評価はなされていないが，がんの可能性があるかもしれないという強い不安があるときだろう。既に何らかの症状があったものの放置していた場合は，強い自責感を伴う場合もある。また仕事や学業，家庭の都合など，自分以外の原因で受診できなかった場合は，他者への怒りや恨みが含まれていることがある。

　一方，医療者から否定されることを前提に，医療者を試すような感覚でこのような発言をすることがある。がんの可能性を指摘される前から，あえて「死ぬ」という最も深刻な事態の可能性を訴え，それを医療者から否定されることで「死ぬ」ことよりも多少は深刻度の低い「がん」の可能性を受け入れようとする，いわゆる自己防衛の手段のひとつとしての発言である。

❶➡何らかの症状がありながら放置していた場合：「受診しようと思っていたが，検査結果が怖くて受診できないまま放置してしまった」「社運をかけたプロジェクトが終わるまでは休み返上で働くよう上司から命令を受けていた」「義両親の介護が忙しく，自分の受診などとてもできる時間がなかった」

❷➡突然がんの可能性を指摘された場合：「がんの可能性？　もうすぐ死ぬんですか？」「がんだったら仕事（学業）を辞めなければいけませんか？」

【患者さんへのアプローチとそれに関係する考え方】

　まだ確定診断前であるため現時点でははっきりしたことはわからないことを伝えた上で，基本的には患者の反応に共感を示しつつ，確定診断のため精査に向かうよう話を進める。既に何らかの症状があり，「やっぱりがんの可能性があったのか」と考える場合も，健診等で突然がんの可能性を指摘された場合も，根底には強い不安感があり生じた発言である。特に，自分でも体調変化の心当たりがあったにもかかわらず受診できなかった理由に仕事や家事など自分以外の原因がある場合は，不安感よりも怒りや恨みなど強い感情がより表面化する可能性がある。

こうした負の感情は時間が経ってから生じることもある。そのため，患者の反応を俯瞰的に評価しながら対応を考える必要がある。不安や自責感が強い場合は，さらに注意が必要である。この場合，医療者からの返答内容はもちろんであるが，医療者の声のトーンや視線の置き方などあらゆる情報を注視していることが多く，誤解も生じやすい。また，「がん」と「死」が直結してしまい，今後の治療や生活，人生設計などを悲嘆し選択肢も乏しくなりやすい。患者の感情が高ぶり冷静な医療面談が困難であると判断した場合は，日を改めたり，時には家族やキーパーソンを同席させ患者個人の負担感をできるだけ減らせる環境を整えてから今後の方針を検討するなどの対応を試みる。

❶－❷共通
➡患者の戸惑いに共感しつつも，前向きに検査ができるよう促す。「突然がんの可能性を指摘されて驚きましたよね」「手遅れなのかそうではないのか，それをこれからしっかり調べましょう」

❶➡「症状も出ていて不安だったでしょう。つらかったですね。何が起こっているのか，これから一つ一つ調べていきましょう」「介護が忙しいのは理解します。でも時間が経つほど病状が進行し治療に時間がかかるかもしれません。メリットとデメリットを考えていきましょう」

❷➡「早期治療により予後は大きく変わります。心配とは思いますが，まずは現状何が起こっているのか調べて順序立てて考えていきしょう」「仕事が続けられるか不安ですよね。がんの状態で様々な治療の選択肢がありますから，慌てずに考えていきましょう」

注意点❶

「もう手遅れで死ぬのか？」という訴えには，「手遅れである」「いや，手遅れではない」という二者択一の返答が求められている。現状は確定診断前の状況であり，当然手遅れか否かの判断はつかないはずだが，医療者であれば症状や検診結果により，ある程度の予測がつくことも多い。どの程度までの予測をどのように伝えるか，過剰に不安感を煽る発言は慎むべきだが，過度な期待をさせない発言も心がける必要がある。

注意点❷

不安感が強い状況では，早期に確定診断が必要だとわかっていてもなかなか一歩

を踏み出せないこともある。患者の生活背景を考慮して，時には医療者が検査日時を先導するなど，積極的な関与が必要になることも念頭に置き医療面接を行う。

林　経人

患者側の理解や考え方という問題に目が向きがちだが，医療者の説明が不十分であるために患者が理解できていないことも多い。表題の訴えは医療者が自らを振りかえる契機になることもある。

Dr. 宮岡からの一言

設定1. 確定診断前の段階

「がんであるはずがない。何かの間違いではないか？」

【患者さんはなぜこう訴えたか】

　がんかもしれないという告知により，患者は，今まで当たり前のように続いていくと感じていた自分の人生を根底から覆され，大きなストレスに晒される。筆者が外科医として会った患者の多くは，告知時の気持ちをのちに振り返り，「目の前が真っ暗になった」「最初の診察では何を話したか覚えていない」「何も考えられなくなった」「絶望した」などのように言っていた。
　人はこのような強いストレスにさらされると，なんとか自分の心を守ろうとし，その防衛機制のひとつとして「否認」という心の動きがあると言われている[1]。

【患者さんへのアプローチとそれに関係する考え方】

　医療者は常に，患者にとって自分の説明が不足していないか，患者の認知機能低下などの併存疾患の可能性も含めて，きちんと評価する必要がある。ただし，その点が除外されたら，受け入れたくない事実を直視しないようにすることで心を守る「否認」という過程があることを思い出していただきたい。
　これは，「事実を受け入れるのに心の準備がまだ整っていない状況」と言い換えてもよいだろう。決して，説明を理解していないというだけではないのである。医療者としては，今後の精査の流れなど，先の話をしたいと焦ってしまうかもしれないが，準備が整っていないところに無理やり先のことを畳み掛けてしまうと，患者は「自分の気持ちをわかってもらえない」と思うかもしれない。まだこの段階では患者－医療者間の信頼関係も育っていないことも多いと思うので，通院をやめてしまう，検査も治療もしないという選択につながっていく可能性もある。
　病状を理解，受容した上での検査，治療の選択権は患者にあるが，その前段階での離脱という状況は避ける必要があり，そのためにまずは，その時点での患者の気持ちをしっかり受け止めることが大事だと思われる。
　筆者は「びっくりするようなことをお伝えしてしまいましたね。急にごめんなさいね」などと，患者の表情を見て伝えるようにしている。そして先の説明をいった

ん止めて，そのときに患者が感じていることを伺い，がんに対してどのような知識やイメージを持っているかが把握できるような環境をつくる努力をしている。現在は様々な媒体で情報を得ることができるが，その情報が患者本人に当てはまるものではなかったり，情報自体が誤りであったりすることもある。よって，医療者が想像している以上に，一部の患者は偏った情報で意思決定をしようとする現状がある。そのため，患者や家族が感じていること，思っていることを伺った上で，その時点でがんに対してどのような理解があるかを把握することはとても大事になってくる。患者の意思決定に必要な，適切な情報を伝えることは医療者にとって大事な仕事であり，そのためには患者の気持ちに寄り添いながら，一緒に進んでいく必要がある。その時々での患者の気持ちを把握するために，できるだけ時間をかけて傾聴し，患者の思いを医療者自身の中に落とし込みながら（患者のペースに合わせるため），言葉にして伝えていく。その上で，話を続けることが可能な状態であれば，「確定診断はこれからであり，まずは今のお身体が実際どのような状態なのか，調べてみませんか」と筆者は伝えるようにしている。

ポイント

病状によっては時間をかけて進んでいくことが悩ましいケースもある。また，患者と家族で受け入れ方の違いがあることも多くあるだろう。その際，やはり大事になってくるのが多職種連携である。診察に同席した看護師だけでなく，検査に携わる技師や患者支援センターのスタッフ，がん専門看護師，臨床心理士など，そのタイミングで関わることができるすべてのスタッフに，「否認」という状況であることを情報共有し，診察室から出た後も同じ関わりを続けられるようにする。診察室から移動したり，説明した医師が一度いなくなることで患者が気持ちを吐露しやすくなることは多々ある。患者が病院にいる時間すべてを使ってサポートできたらと思う。

文 献

1) 村岡香織：Jpn J Rehabil Med. 2020；57(10)：936-41.

参考文献

- 岩満優美：ストレス科. 2024；38(2)：383-92.

篠 美和

セカンドオピニオンを患者に勧めることも考えてよい。ただし，患者に対する治療者の責任を放棄したように受け取られないことが重要である。

Dr.宮岡からの一言

設定1. 確定診断前の段階

「検査の結果を聞きたくないので家族に伝えてほしい。結果をはっきりとは聞きたくない」

【患者さんはなぜこう訴えたか】

　これまでの症状や経過から患者本人の中で結果を悪いものだと考えていて，結果を聞きたくないと考えるケースもあれば，結果を知るというイベント自体から逃げたいケースもある。がんという病名は残念ながらいまだ「死」を連想する病名のひとつであり，結果を聞くことは本人の人生を揺るがしてしまうイベントである。これまでの自分の経験で探してみれば，試験の結果発表などでも表題と同じようなセリフを思ったり，聞いたりしたことがある人も少なくないのではないだろうか。自分の人生を左右する結果説明であっても，自分のタイミングで結果を聞けるわけではなく，気持ちの整理が追い付いていないこともあるだろう。

【患者さんへのアプローチとそれに関係する考え方】

　患者が表題の発言の背景に何を考えているのかを聞いていくことは非常に重要なことである。本当に聞きたくないのか，いつまで聞きたくないのか，どうして聞きたくないのか，少しでも患者の言葉でそれらを聞くことは整理のついていない気持ちのヒントとなるかもしれない。
　自身の症状や検診の結果などをきっかけに，その原因を知りたくて病院を受診したから，結果を聞くタイミングに達している。本当に無関心な場合や，最初から治療希望がなければそもそもこの地点に到達しておらず，本当に事実を知らずにいたいわけではないことが多い。
　アプローチの例を以下に2つ挙げる。

アプローチ例①：所見の有無にかかわらず病気のことをどれぐらい知っているのかを確認する

　今回の発言の背景には，ここに至るまでの経過の中で患者が苦痛と感じる症状や

恐怖を感じる出来事が起こっている場合や，身近に同じような疾患に罹患した人がいるなど，病気に対しての情報を既に持っている場合もあるかもしれない。「結果はどちらだと考えていますか？」「それはどうしてですか？」といった質問をしていくことで，患者が現在持っているイメージを確認し，治療することで良くなる可能性や症状緩和ができる可能性を伝えることで話を進め，少しずつ悪い結果を聞くための心の準備ができることがあるだろう。

アプローチ例②：家族を交えて相談する

患者と家族の関係性によっては，家族を交えて，もしくは家族と話す時間をつくることもひとつの糸口になる。「ご家族様とも一緒に話をしましょうか？」「おうちで結果についてお話したりはしましたか？」といった，家族が会話に入ってこられるような質問をすることで家族にも発言しやすい環境をつくることができる。家族からの後押しなどで患者が，味方がいることを認識し，話を聞く準備ができる可能性もある。

ポイント

筆者の個人的な見解となってしまうかもしれないが，患者自身が意思決定できる場合において，「家族だけが結果を知っている」という状況は避けたい。表題の発言をした患者にはどこかで結果を知りたい気持ちがあるはずであり，家庭の中で家族の言動から結果を推測したりするような状況が生まれる可能性が高く，家族関係を悪化させるリスクがあると考える。

古藤里佳

「診断を自分が知らなくても，家族に知っていてもらえればよい」という考え方は本当に不適切なのか，本人への告知が絶対必要なのか，考えてみてもよい。

Dr. 宮岡からの一言

設定2. 確定診断のための精密検査の段階

「どうしてこんなに検査が多いのか？ 検査の説明で合併症などの話を聞くとやる前から気が滅入る」

【患者さんはなぜこう訴えたか】

　「検査が多い」という訴えは，筆者が外科医として術前検査を説明する際に，多くの患者から実際に聞いた言葉のうちのひとつである．がんと確定されることへの恐怖，今後の自分がどうなっていくかわからない不安，もしがんであれば早く治療しないと進行してしまうのではないかという焦り，様々な感情に押し潰されそうになりながら患者は検査を受けている．事実を認めたくないけれど，少しずつ話が進んでいく中で，なんとか流れに身を任せていこうと必死かもしれない．がんであるかもしれないという事実を受け入れようとしている過程で，未経験の検査の説明や聞いたことのない合併症の話が続くと，さらなるストレスから身を守ろうとする気持ちが働くのは想像に難くない．

【患者さんへのアプローチとそれに関係する考え方】

　筆者が外科医として働き始めた当初，患者から説明途中に「なぜ肝臓の治療をするのに肺の検査をするのですか？」「大腸の手術をするのになぜ胃の検査までするのですか？」などと質問を受け，精密検査ひとつひとつの意味合いをしっかり伝えなければいけないと考えさせられる機会が多々あった．限られた外来の時間で，検査の仕方や合併症は話しても，その検査ひとつひとつの施行する理由を十分に説明しておらず，患者の不安や恐怖を医療者が増幅してしまっているケースも少なくない．

　本来当たり前のことだが，説明の仕方もタイミングも，きちんとその時点での患者の感情に寄り添いながら進めていく必要がある．確定診断のときだけでなく，治療方針を決めるためには病状の段階評価をすることが大事であること，その方法として他臓器の検査があること，もし手術をするとした際に，他の臓器に重複した病変があると，また治療方法がかわってくることなどを患者の表情を見なが

ら説明し，理解していただいたと思えるタイミングで合併症の話を追加すると，患者の感じ方も少し違うかもしれない。

そしてこの点を前提とした上でだが，まずは，「気が滅入る」という感情を表出してもらえたことを安堵してよいと考えるのはどうだろうか。患者から負の感情を表出されると，どうしても医療者はなんとかしようという気持ちから落ち着かなくなり，慌てて言葉を重ねてしまったりすることがある。だがここで，心的外傷後成長（post traumatic growth）[1]という観点から考えてみたい。人の心が困難に見舞われた後には適応するまでに道筋があり，これはほとんどの患者に生じると言われている。まず精密検査前の「がんかもしれない」という告知から，一度は喪失状態となった患者が，様々な考えや感情と向き合う時期に進んだとも考えられるのだ。

もちろんこれからも確定診断の告知，その先の治療，残念ながらの再発などたくさんの新たなストレスはあるかもしれない。ただ，誰でもストレスから回復する力「レジリエンス」[2]を持っているということを医療者が理解できると，患者の負の感情にも余裕を持って寄り添うことができ，おのずとかける言葉も変わり，その結果，「レジリエンス」を患者が発揮しやすくなる環境をつくることができるのではないかと思われる。「患者が負の感情を表出した」という事実が，「表出してくれた」と感じることができ，患者-医療者間の信頼関係もより構築していくことができたという医療者の自信にもつながると考えられる。

注意点

「気が滅入る」という言葉は患者からのとても大事なメッセージである。筆者も「レジリエンス」を信じて患者に接しているが，がん告知やその経過の中での新たな情報はとても強いストレスを患者に与える。人や状況によっては「生きる意味の喪失（スピリチュアルペイン）」が生じてしまう。急性ストレス反応や抑うつ状態が隠れていないかという観点は常に忘れず，多職種との情報共有，疑わしい際は早めに精神科医および臨床心理士の介入を心掛けようと，日々診療をしている。

文献
1) 清水　研：薬剤師のための死と向き合う患者のこころのケア．じほう，2023．p7-9．
2) 岩満優美：ストレス科．2024；38(2)：383-92．

篠　美和

設定2. 確定診断のための精密検査の段階

2

「知人から死にそうになるくらいしんどかったと聞いた。怖くて検査を受けたくない」

【患者さんはなぜこう訴えたか】

何らかの身体的異常または健診での異常を指摘され受診し，確定診断のための検査を勧められた場面である。受診している時点で，医療者から検査を勧められることは患者にとって想定内であるが，自分が考えているより大がかりな検査を勧められ戸惑いと不安に苛まれているのだろう。

確かに検査には侵襲度の高いものもある。検体を採取するために全身麻酔下で手術をすることもあり，この場合は患者の負担も非常に大きい。一方，精神的な苦痛感により表題のような発言が生じることもある。検査をすれば結果が生じる。がんの確定診断を得ることに対する強い不安が苦痛となり，検査を拒否する言い訳として知人からの伝聞を自分もそうなるに違いないと当てはめてしまうこともある。

❶⇒身体的な苦痛の場合：「そんなに大がかりな検査なんて怖いから受けたくない」「もっと楽に受けられる検査で診断できないか」

❷⇒精神的な苦痛の場合：「検査したあと，俺はどうなってしまうのか」「がんになっても治療するかわからない。それならばそんなにしんどい検査をする意味はあるのか」

【患者さんへのアプローチとそれに関係する考え方】

医療者としては，できるだけ早期に検査をして確定診断を得て早期治療に向かいたい。患者も，そのための諸検査のメリットは理解できるところである。しかし，それを頭でわかっていても種々の不安感で一歩踏み出せない患者がいるのも事実である。患者自身が自ら考え，医療者とともに治療参加することは，がんに対する漠然とした不安感の払拭につながる。そのため，あえて検査をすることのメリットとデメリットを挙げ患者に方針を選ばせることは，患者の今後の能動的な行

20

動を誘導する。

　身体的苦痛に対する不安感が強い場合は，まずは知人が具体的にどのような検査を受けて強い苦痛を感じたのか聴取するところから始める。その上で，本患者の検査にもその検査や苦痛が該当するのかを判断する。生検など侵襲度の高い検査を要する場合は，術後に麻酔科やペインクリニックなど集学的な介入による術後疼痛管理で苦痛の軽減ができることを伝える。

　一方，精神的な不安感が強い場合は，そのような不安感を持つことは誰にでもあることを伝え，共感的態度で接することで患者との信頼関係の構築につなげる。その上で，早期発見，早期治療のためにできるだけ早期の検査が有用であるが，患者自身が検査を前向きにとらえられるよう，早期に検査をするメリットとデメリットを挙げ患者に選択させる。

❶－❷共通
➡検査の方法や目的，その検査で起こりうる苦痛について具体的に説明する。その上で，苦痛に対する対策についても共感的態度で説明する。

❶➡「知人の方はどのような検査を受けたのでしょう」「（痛みやつらさが強い検査の場合，）麻酔科やペインクリニックなどの協力で，少しでも苦痛緩和ができるかもしれません」

❷➡「検査すれば結果も出ますし，結果を聞くのは不安になりますよね」「検査が遅れることで，万が一のときの治療の選択肢が減ってしまうかもしれません」

ポイント❶

　医療者は，早期診断，早期治療が予後に大きく影響することを知っている。そのため，「できる限り早期に検査をすることが，最終的に患者のメリットにつながる」という揺るがない大義名分があり，どうしても患者に対し指導的になりやすく，それが高圧的な態度と受け取られやすい。検査，診断の先に治療があり，初期段階での信頼関係の構築は，スムーズな治療導入に欠かせない要素である。診察時間が多少延長しても，患者の話をよく聞き共感的に対応していく姿勢が求められる。

ポイント❷

　「侵襲的」ととらえる基準は，患者によりまちまちである。麻酔科やペインクリニックなどによる身体的苦痛への介入のみならず，精神神経科や公認心理師など

心理職による精神的苦痛への介入も患者の安心感につながり，検査，治療を前向きにとらえられる一助になろう。こうした集学的治療の介入度は病院により大きく差があるが，可能である場合は患者にとって大きなメリットになる。

また患者の希望があればセカンドオピニオンへの紹介が可能であることを伝えるのも，患者の安心感につながることが多い。

林　経人

設定2. 確定診断のための精密検査の段階

「検査のせいで時間がかかり手遅れになるのが怖い」

⬇

【患者さんはなぜこう訴えたか】

がん，もしくはその可能性があり病院受診をすることになってから，結果を確定し治療を受けるまでの時間は，非医療者が想定している時間よりも長いことが多い。検査の必要性について再度説明することで，「これは必要な時間だ」と患者が理解し，この発言が解決する場合もあるだろう。

もしくは，患者自体が何かタイムリミットや先を急ぐ必要を感じている場合もある。症状が進んでいる実感がある場合もあるかもしれない。また仕事や家族など自身の生活の中で病気を治さなくてはいけないという切迫感があり，必要な検査の時間が待ちきれない場合もあるかもしれない。

❶➡想定より長いと感じている場合
❷➡先を急ぐ必要を感じている場合

【患者さんへのアプローチとそれに関係する考え方】

❶－❷共通

➡どちらの場合についても，検査の必要性やそれに必要な時間をしっかり説明するための時間は必要である。同様にこれからも検査が続いていく場合，今後の予定についてもしっかり説明をしておくことは，患者の動揺を軽減させるのに有用である。また同じように検査をしていく人がいる中で，誰かを優先的に検査することはできないことも説明が必要になる場合もあるだろう。

❷➡検査に関わる不満などがないことが会話の中で確認されれば，患者を急がせる理由について探しはじめることも重要となる。「検査の間に何か気になる症状の進行はありますか？」「手遅れになってしまった話を聞いたことがあるのですか？」といった質問を用いて，恐怖の原因を聞き出すきっかけとなるかもしれない。

早く治すためにも検査をして，しっかりと必要な治療を見きわめることが必要であることを伝えることは，検査への意欲につながるだろう。また，家族背景や患者の不安になっている原因がわかっていれば，その件に触れることもまた，医療

者が理解してくれているという安心感につながる場合もある。

ポイント

納得して検査を勧めることができるよう時間を作って説明していくことは，その後治療していくために必要な医療者-患者間の信頼関係を作ることにもつながる。また，他院ではもっと早く検査ができるかもという思いで，患者が他院紹介を希望することもあるかもしれない。検査依頼やセカンドオピニオンは相談しやすい環境づくりが必要である。一方で今後治療するにあたりデータが必要なため，同じ検査を自院でする可能性についてはあらかじめ患者に話しておく必要がある。こういった発言をきっかけに患者の背景を知り，今後のケアに活かしていくことも重要である。

古藤里佳

> 「検査のせいで時間がかかる」という患者の心配は，診断や治療に必要な検査が多いためにやむをえない場合と，検査予約から実施までの時間が医療機関によって違うという事実の両方がありうる。後者の場合は事情をよく説明し，患者がより早く検査できる機関の情報をもっているときはよく話し合う必要がある。

Dr. 宮岡からの一言

設定2．確定診断のための精密検査の段階

4

「結果が悪かったら聞きたくない」

【患者さんはなぜこう訴えたか】

　　　がんという疾患から連想されるイメージは，悪いイメージではあるだろうが，そのイメージの解像度には個人個人でいろいろな程度があり，自分の症状や身近な人の罹患歴などによってそれは大きく変わるだろう。

❶➡検査結果を聞くことで，自分にどういった生活が待っているのかがわからなくて不安になっているケース

❷➡既におおよそイメージができていて，自分がそこに進んでいくのが怖いというケース

　　　まずはこういった背景を確認するところから会話を始めていくのもよいかもしれない。

【患者さんへのアプローチとそれに関係する考え方】

❶−❷共通

➡結果が悪ければ伝えないというのは，患者からの言葉・心情としてはとても理解できることであるが，実際行動に移すのは困難である。「準備ができるまで待つ」という決断をしたとしても「悪いです」と伝えてしまうのと同じであるため，悪い結果を聞く準備をその場でしていくしかないように思う。

　　　おそらく悪いのだろう……という思いは悪い推測を呼び，恐怖はどんどん大きくなってしまう可能性がある。「どうしてそのように思うのですか？」などの質問を行い，患者自身に言葉を発してもらう機会をつくることはとても必要なことである。

❶➡がんという疾患についてあまり知らずに恐怖を感じているケースでは，これからの段取りや治療について説明することは患者の恐怖を和らげる方向に向かう可能性もあるだろう。もちろん知ることによってより恐怖が拡大する可能性もある。情報を話すにあたっても，患者の反応を確認しながら情報を渡しすぎていないかを確認していくことに留意が必要である。

❷➡身近な人にがんの罹患歴があり，自分が進んでいく道がおおよそイメージできている場合についても，❶と同様に正確な知識を伝えることはイメージの修正につながり恐怖を減らす手助けになる可能性がある。またそういった経験を患者自身から話してもらうことは，より具体的に恐怖を感じている原因を検索する手掛かりになる。具体的なイメージを自分の身に置き換えた場合，家族や職場など今の生活と共存できないのではないかという，より具体的な不安が背景になる場合もあるだろう。そういったことを話し合う場をつくることは，たとえ恐怖がぬぐえなかったとしても，患者の聞く準備を助けることがある。

ポイント

悪い結果に立ち向かっていくための医療者-患者間の信頼関係の構築や，患者の意欲のためにも，患者の言葉や反応を見ながら対応していく必要がある。

古藤里佳

設定2. 確定診断のための精密検査の段階

「検査を進めるのを待ってほしい」

【患者さんはなぜこう訴えたか】

　自分の身体について，疑わしい状況をなんとかしようとは思うものの，今の生活，仕事などの状況から，「今は検査を進めるタイミングではない。周囲や家族に迷惑をかけたくない」という理由が出てくる。しかしこれは実際的な問題でもあるかもしれないが，「がんの受け入れの拒否」という心理的背景の要素が根底にあるとも考えられる。検査を進めて，悪い結果，対応が必要な結果が出てしまえば，治療対応が止められない，治療対応に向かわざるをえない。そうなると「安定した生活」や「進めている人生計画の変更」を考えざるをえない……という実際の問題と，心理的問題である「拒否」が混在していると思われる発言である。

　周囲（職場や家族）に心配をかけたくない，迷惑をかけたくないという気持ち。がんに対する心理的受け入れの拒否。結果が出てしまえば，抗うことができない，という先々の不安。様々な問題がある。

❶→仕事を抱えている壮年者の場合：「今仕事に穴をあけて皆に迷惑をかけてはいけない」「仕事で重要な地位にいる，またはその地位に就く途上である」

❷→高齢者の場合：「子どもたち（他の家族）に心配や迷惑をかけたくない」「子どもたちは仕事が忙しそうで，自分のために時間は割けられそうにない」

❸→小さな子どもがいる場合：「子どもの学校生活や勉強に支障を与えたくない」「子どもが進路を決める段階（受験など）」

【患者さんへのアプローチとそれに関係する考え方】

　患者が「待ってほしい」ということに対して出してくる理由によって，アプローチを考える。出してくる理由として考えられることは，生活や仕事など，本人が実際に置かれている状況への反応であることや，がんであることを受け入れたくないという心理的な反応などであろう。

　「状況への考慮」では，検査を進めるのを「待つ」ことに対するリスク，デメリット，裏を返して検査を進めることのベネフィット，メリットを考えていく。検査

を「待つ」ことへのベネフィット，メリットは，患者が考えている理屈として存在するであろう．一義的には，その誤解（抵抗）を解いていく対応となる．検査結果が問題ない場合，あるいは早期の対応で良い結果が期待できる場合は，検査を進めるメリットがあるし，逆に結果が重い場合には，「早く結果がわかることで，物事を整理する時間をつくりましょう」と進められる．

それでも進めることに躊躇する場合は，心理的な問題（受け入れの拒否）が背景にあることを念頭に置く．

❶－❸共通
➡「検査を待つとは，どんな理由でなんですか？」「待つことへの，メリット，デメリットを考えていきましょう」

あえてバランスよく，メリットもありうるかも，と提示．

❶➡「待つことで，かえって周囲に大きな影響が出てしまう可能性がありますよ」「いずれ考えなければならないことを，少し早く考えておくことができるかもしれませんね」

仕事や物事に対して真面目な方には，このような言い方も有効かもしれません．

❷➡「子どもやお孫さんが，『なんで言ってくれなかったの？』と思ってしまわないでしょうか」「中途半端にしないで，先を考える時間をきちんとつくる，という考え方はどうでしょうか？」

高齢者の場合，「～したほうがよい」のような，医療者主導の言い方よりは，「～という考え方はどうでしょうか？」のような提案型のほうが，反発は少ないと思われる．

❸➡「治療が遅れてしまったときの後悔がありますよね」

問題点

検査を「待つ」「進める」といった判断が，精神疾患，精神症状の影響を受けている可能性がある．急性ストレス反応や，うつ状態，うつ病，双極性障害のほか，がんやそれ以外の疾患で生じる電解質異常などの意識障害は注意する．また，高齢者では認知症や脳梗塞後遺症のような脳器質性の精神障害を疑う必要性がある．

ポイント

告知前の生活，告知前後での生活状況の変化などを確認する．生命の点だけでなく，悲観的な言動が多くなるようなら注意である．急性ストレス反応や双極性障

害，認知症などでは，発言がコロコロ変わるかもしれない。

がんにかかわらず，様々な身体疾患でも判断力が変化してしまう可能性があることを説明し，血液検査や脳の検査からでも進めるとよい。

宮地英雄

設定3. 確定診断後①：病名告知後

「結果をはっきりとは聞きたくなかった」

【患者さんはなぜこう訴えたか】

　　結果告知後に，おそらくは結果が良くない，悪い知らせである場合に発せられる言葉であろう。

❶➡結果の伝え方を決めていなかった場合：結果についてどの程度患者に伝えるかというのは，検査する時点で打ち合わせをしておくように推奨されているが，現実はなかなかそういうわけにはいかず，結果を伝える時点になって「どうしますか？」と尋ねていることもしばしばあるようである。このような重大なことをどう伝えるかということを，その場で患者に決めさせるのは大変に負担であり，また，患者がおざなり感を覚え，医療者に対する信頼感が薄れてしまいかねない。「結果の伝え方」は検査を進める際にきちんと打ち合わせをし，心理的な準備をする時間を患者には与えるべきである。

❷➡「否認」「混乱」「怒り」が関与：患者から，「結果はそのまま伝えてほしい」と，結果の伝え方をしっかり打ち合わせていて，その通りにしたにもかかわらず，表題の言葉が発せられる場合である。この場合は，「告知」の後に何らかの形で打ち合わせが反故になっている状況である。

通常は，キューブラー・ロスが提唱した「死にゆく患者の心理的変化」[1]の第1段階「否認」やそれに伴う「混乱」，また第2段階「怒り」が関与した発言と考える。

なお，高齢者の場合は認知機能低下の可能性を，また病状の進行が速いケースでは電解質の異常や薬剤の影響で何らかの意識障害がある可能性も考えておく。

【患者さんへのアプローチとそれに関係する考え方】

　　「告知」は，がん治療を進める上で，初期段階におけるヤマ場である。ここまであまり医療に関わっていない患者ならば，基本的には緊張して，真面目に，余裕がない状態で診療にのぞんでいる。そこで，応対する医療者に（同じとまではいかないまでも）緊張感がないようなら，患者の医療に対する感じ方が変わってしまう。キューブラー・ロスの提唱する心理状況は確かに当てはまることではあるが，医

療者の対応次第で，その心理状況の変化，程度は小さくできるものでもある。ここはやはり，いかに信頼感を作り，安心"感"を醸成していくかがカギになろう。そのためには以下が大切となる。

医療者の患者に接する態度

せわしない，バタバタしている，急いでいるような動き，早口，などの態度が告知前からある場合は，告知や進め方を急いでいるように感じられ，表題の発言のように思われてしまうケースがありうる

心理的な準備をする時間を与えていない

過剰な「否認」「混乱」「怒り」を誘発しかねない

実際に告知前に打ち合わせをしてない状態で，表題の発言が患者からあった場合は，まずは素直に詫びる。その後は傾聴し，「混乱」や「怒り」の感情を最小限に抑えるよう努力する。

対応：検査前の段階での準備

「これから検査をしていきますが，結果が出ましたらお伝えするということでよろしいですか？　どの程度お伝えしましょうか？　詳細まで？　込み入った話になるかもしれませんので，ご家族をお呼びするということも可能ですが……」

「ご家族を呼んでもよい」とするのは，安心感を与えるという意味と，「危機感は共有しています」というメッセージにもなる。またこのときの反応を見て，どの程度の情報を知りたいのか，という話し合いをするきっかけになる。

対応：告知後に表題の発言をされたら

❶-❷共通

➡「申し訳ありません」と，まずは詫びる。

❶➡「あらかじめどこまで話すか，決めておくべきでした」と伝え，当面傾聴をする。

「今後のことはどうされますか？　ご家族とご相談されますか？」と続ける。

❷➡当面沈黙し，患者がどう反応するかを見る。

「検査大変でしたね」などねぎらいの声かけをしながら，意識障害の有無を確認する。

ご家族が同席している場合は，別室で「混乱」がありうることを説明し，後日でも話が進められることを伝える。

患者本人に「混乱」があるようなら，無理に話を進めないことも選択肢である。

問題点
キューブラー・ロスの「死にゆく患者の心理的変化」は頭に入れておくべきで，患者の心理状況が当てはまるかどうかは，常に検証しておく．医療者は慌てないようにして，患者の安心感を醸成させることが肝要である．

ポイント
意識障害，電解質，薬剤の影響，認知機能低下など，身体や環境の影響は鑑別しておく．

文 献
1) キューブラー・ロス：死ぬ瞬間 死とその過程について．鈴木晶，訳，読売新聞社，1998．

宮地英雄

設定3. 確定診断後①：病名告知後

2

「もう何も考えられない。これ以上は聞きたくない」

【患者さんはなぜこう訴えたか】

電解質の異常や薬剤の影響など何らかの意識障害（これらは鑑別しておく必要がある）がある場合を除けば，キューブラー・ロスが提唱する「死にゆく患者の心理的変化」[1]の第1段階「否認」やそれに伴う「混乱」が引き起こした発言であると考える。

患者の心理的変化とこの発言は，普段このような姿を見たことがなかった患者家族からすると当然動揺する。「先生に対して失礼なこと言わないで」などのように，患者を注意・叱責することもあるかもしれない。

医療者は，前述の「死にゆく患者の心理的変化」を理解しておくことで，このような場面に遭遇しても慌てずに対応できるはずである。患者はがん告知という悪い知らせに対して，強い不安を呈している，そのため普段とは異なる態度をとることがある。そのため心理的問題を中心に考えつつ，身体的変化にも留意する……と考えることができる。さらに，この先患者がどのような行動，態度，訴えをしてくるかも想定，準備することができる。

【患者さんへのアプローチとそれに関係する考え方】

「告知」に対して患者は，基本的には緊張して，真面目に，余裕がない状態で診療にのぞんでいる。慎重で理論的な思考を持っていれば，良い結果，悪い結果と半々（それぞれの期待と不安の配分は個々に違うであろうが）に考えて話を聞く場合もあろうが，逆に，100％に近い形で「問題ない」と言われるために来た……という患者もいるであろう。そのような場合などは，表題の発言が聞かれそうである。

すなわち，「告知」に際して，気持ちの準備ができていない，準備をあえてしてきていない場合に，この発言が出たのだと理解できる。もっとも，準備していたとしても急激に心理的変化があり，この発言が出る状況になることはありうると考えておいたほうがよい。

33

このような状態のときには，説明や説得を進めようとしても難しい。押してもだめなら……である。もっとも，このような状況をつくらないよう事前の準備もしておくべきであろう。

事前準備

「これで検査の準備はできました。検査が終了して結果が出たら，こちらから説明させていただくために受診していただきますが，その際は，どなたかご同席されますか？　結果は良い場合もあれば悪い場合もありますので」
家族同席については，「だいたいそうしていただいている」と伝える。
結果の善し悪しについても，「大意はない。皆にそう話している」と伝える。慌てないこと。

告知後，患者から表題の発言を受けて

「……」
しばらく沈黙をする。10〜15秒でも長く感じるが，落ち着かせるために有用である。相手の反応次第で30秒程度もある。そのあとは反応次第で対応を変える。

沈黙のあと反応がなかった場合

「そうですよね。驚かれる結果ですね」と切り出し，また反応を見る。それでも反応がない場合は「今日はここまでにしましょう。今後どのようにするかは，後日話し合っていきましょう」と，いったん打ち切る。

沈黙のあと反応があった場合

当面傾聴をする。その後，表題の発言が一過性の混乱である場合は，患者はなんとか質問を絞り出してくる。「聞きたくないんじゃないですか？」などと揚げ足を取らずに，真摯に対応する。ただし，混乱や表題の発言が繰り返されるようなら，「反応がなかった場合」に準じた対応をする。

問題点

がん告知を聞いた後，「頭が真っ白になる」とはよく聞かれる言葉である。程度はまちまちであるにしても，その後の話は，多くは聞けていないこと，そして同じ話を何度かしなければならないことは，医療者として覚悟しておくべきであろう。「何も答えたくない」と，意思表示できるのはむしろ少ししっかりしていると考えてもよいであろう。
内容が入っていない場合，大きく誤解されてしまう場合もあり，告知のあと混乱

を収めるために設けた期間で，自殺の危険性も生じる可能性もある。この点は家族と少し話し合っておくとよいであろう。

混乱している場合，「意識障害が起こっていないか」ということは，頭の片隅に入れておくべきである。

ポイント

自殺の可能性は考えておく。また，意識障害，電解質，薬剤の影響，認知機能低下など，身体や環境の影響は鑑別しておく。

文 献
1) キューブラー・ロス：死ぬ瞬間 死とその過程について．鈴木晶，訳，読売新聞社，1998．

宮地英雄

> 患者の混乱した様子は，がんの告知による強い不安や抑うつ感に起因することが多いが，意識レベルの軽度低下，軽度の認知症症状が影響してないかは常に考えておく必要がある。

Dr. 宮岡からの一言

設定3. 確定診断後①：病名告知後

「結果が間違っている。がんであるはずがない」

【患者さんはなぜこう訴えたか】

　キューブラー・ロスが提唱する「死にゆく患者の心理的変化」の第1段階の「否認」やそれに伴う「混乱」が引き起こした発言であると考える。悪い知らせを聞く準備ができていないケースとして，心理的準備の中で，「否認」の傾向があり，「まさか自分が悪い状況になっていることはないだろう」と考えていると，表題のような発言になるであろう。なぜそう思うのかを尋ねるのは悪いことではないが，「自分の家系にがんになった人がいない」「酒や煙草はやってこなかった」などの理由が絞り出され，結局は理論破綻し追い詰められていくことを悟らせる形になろう。

　この形は，心理的変化の第2段階，「怒り」を誘発し進めることになるかもしれない。表題の発言にはこの「怒り」のニュアンスも含まれているようにも解釈できる。この状況になった場合，すぐに話を進めるのは難しくなる。

【患者さんへのアプローチとそれに関係する考え方】

　疾患に対して，第一義的には受け入れを拒否している。表題の発言のあとに疾患の話を進めようとしても，結局は，**設定3-2「もう何も考えられない。これ以上は聞きたくない」**（☞p33）につながってしまうことが想像される。このような状態のときに説明や説得を進めようとしても難しいというのも，前項に準じると考える。

　ただ，患者の準備状況はいくつかパターンが考えられる。

- 信念として，「がんにはならない」と考えている。
- いろいろ考えているうち，不安が強くなり，「否認」としての「がんにならない」という思考になった。
- あまり考えてこなかった。

　患者がどのような思考パターンや信念を持っているか，がんや病気に対してどのように考えているのかなど，告知前に情報がつかめるとよいし，日ごろの何気な

い会話から，患者の思考についてある程度のことが知れると，患者の反応に対して，告知する医療者は心の準備ができるのである。

対応例

（表題の発言に対して）「そうですか……」と，いったん受容し，しばらく沈黙をする。10〜15秒でも長く感じるが，落ち着かせるために有用である。相手の反応次第で30秒程度もある。

検査結果があまり余裕がない場合

「残念ながら，いろいろな角度で検査しても，『急いで対応したほうがよい』という結果になっています。できるだけ早期にご家族等とご相談されることをお勧めします。医療者としては，ここまでわかっておいて，放置するわけにはいきません。もしご自身でお話しされない，ということになれば，こちらからお伝えせねばなりません。あらかじめお聞きしていた連絡先に連絡して，お話しさせていただきます」

検査結果が少し余裕がある場合

「わかりました。そのようにお考えになることは，今のところ尊重いたします。ただ残念ながら，いろいろな角度で検査しても，『対応したほうがよい』という結果になっています。できるだけ早期にご家族等とご相談されることをお勧めします。医療者としては，ここまでわかっておいて，放置するわけにはいきません。話し合いの結果を〇週間後（期間はアレンジ可）にお聞きします。もしお答えがない場合は，あらかじめお聞きしていた連絡先に連絡して，こちらからお話しさせていただきます」

問題点

一見「自分の身体・病気に対しての信念」というように聞こえるが，「がんであるはずがない」という発言は，「妄想」や「万能感」の表れである場合がある。この発言以外でも，態度や振る舞いなどから，「意識障害」や「急性精神病症状」，「躁状態」などは鑑別すべき精神症状である。

ポイント

意識障害，電解質や薬剤の影響，認知機能低下など，身体や環境の影響は鑑別しておく。

身体症状に対して，妄想を呈している場合がありうる。その場合は精神科医療の適応となる。

宮地英雄

本人が家族に連絡して欲しくないと言っている状況での医療者から家族への連絡は，倫理的，法的な問題につながることがあるため，関係する複数の医療者で慎重に検討する必要がある。

Dr. 宮岡からの一言

設定3. 確定診断後①：病名告知後

4

「どのくらいで死ぬのか？ 死にたくない。何も考えられない」

【患者さんはなぜこう訴えたか】

がんという病名を告げられて，死というイメージが自分の身に降りかかってきた場合の患者の心境として，このようにパニックになってしまうのはある意味当然のことである。このときに外からの言葉が本人に届くことは少なく，まずは時間が必要である。しかし，次のステップに進むために，十分な時間を使うことができないことも多いだろう。

ただし，患者が混乱したまま無理に治療を進めても，ドロップアウトするなど，うまく進まなくなることも多い。まずは医療者が患者に引きずられてパニックにならないことが肝要で，落ち着いて対処し，患者が安心して治療にのぞめるようにする。

【患者さんへのアプローチとそれに関係する考え方】

このような患者に対応するにあたり，医療者は，患者のパニックに左右されることなく冷静に対応していくことが必要である。また，悪い結果を伝える前に，これまでにパニックになってしまうような出来事があったかどうかなどを含めて，患者・家族から事前に情報を得ておくことで，医療者としては心構えができ，冷静に対応する手助けになることもある。

これからの詳しい話をする準備があることを伝えた上で，患者を待つ時間が必要である。もしも家族がその場にいない場合は，家族にも話す許可をもらい家族に話をして同席をお願いして，もう一度話をすることも時間をつくるひとつになるだろう。

待つ時間をつくるとしても患者をひとりにするのではなく，医療者がそばで話を聞いているというのは重要なことである。パニックになってしまった患者自身に言葉で不安を表出してもらうことは，たとえ答えのない不安であっても落ち着く

ために必要なことである。

少し落ち着いたあとに「一番不安なことは何ですか?」といった質問に対して返ってきた発言に共感するというのもひとつの手段である。そこに出てくる発言は患者が大事にしているものなど, パニックになってしまった精神状態から回復するための手がかりとなるものであり, 医療者の間でも共有していく必要がある。患者の発言から得た手がかりをもとに, その不安に合わせた情報を提供することで, パニックが収まる手助けとなることもある。

治療法がない場合を除いては, できるだけ早く治療に向かうため疾患の情報や治療方法などを提供する必要がある。少し治療の開始が遅れてしまうことでのデメリットを伝える必要があることもあるが, 日を改めて説明することが必要となることもある。疾患の情報を共有する場合は, どの程度の情報を患者が求めているのかを確認しながら, ゆっくりと話を進めていく必要がある。パニックになってしまったからといって, 良い情報だけを提供するのではなく, 生存率などの死についての情報や治療がうまくいかない場合についても少しずつ情報を提供することも重要である。

治療法がない場合においても, 症状緩和などで生活をより良いものにすることができることを伝え, そのために必要な情報を提供する。

ポイント

パニックになってしまった場合, 話を一度ですべて理解することは困難であり, 患者には改めて説明や質問ができる場を設けることができることを伝えておく必要がある。また, 繰り返しとなるが, 医療者は患者のパニックに左右されず冷静に対応していく。

古藤里佳

設定3. 確定診断後①：病名告知後

5

「もう何もしなくてよい。早く死にたい」

【患者さんはなぜこう訴えたか】

　がんの確定診断後，患者は，これまで自分が当たり前に続いていくと思っていた人生の見通しが崩れ，不安，悲しみ，怒り，絶望といった様々な感情に苛まれると思われる。実際に筆者は告知の際，「私はどうなるのでしょうか」「私は死ぬのですか」「私の何が悪かったのでしょうか」「どうしてこんな目にあわなくてはならないのでしょうか」「仕事は続けられますか」「家族にこれ以上迷惑をかけたくないのです」「私は一人暮らしで子どももいないため，誰にも助けてもらえません」など様々な言葉を患者から聞き，またひたすら涙を流して言葉を出すことすらできない患者もいらっしゃった。

　患者からすれば，自分の生きる時間というものだけでなく，仕事や家族をはじめとする「自分を取り巻く環境」も含めて，生きる意味を喪失するスピリチュアルペインが生じてしまう可能性もある。これらの感情や状況が，「死にたい」という気持ちに繋がることは想像に難くない。また，この時点で痛み，嘔気などの消化器症状，呼吸苦，倦怠感などの身体的苦痛があれば，なおさら希死念慮が生まれるかもしれない。

　患者を支える環境も様々である。既に病気で家族から介護されている状態の方は「これ以上家族に迷惑をかけたくない」と思うだろうし，近くに家族がいない方は「支えてほしいけれど誰もいない」と不安を感じるだろう。

　患者にもたらされるこれらの様々な苦痛のすべてが，「死にたい」という気持ちに繋がっていると思われる。

【患者さんへのアプローチとそれに関係する考え方】

　医療者は患者に対して何かできることはないかと常に考えている。そのため，「死にたい」という気持ちを表現されると，その気持ちを叶えることはできないことから「そんなこと言わないで下さいよ」と慌てて「否定」してしまうことや，どう話を続けたらいいかわからず，「困惑」することがあるだろう。筆者自身，がん手

術に携わって数年は，このようなことが起こるたびに精神科医や臨床心理師に連絡しては，自分の迷いをぶつけていたように思う。そのたびに，「どうして『死にたい』という言葉が出てくるのでしょうね」「先生はどの点が心配なのでしょうか」と質問され，そのうち「患者さんは，『死にたい』と思うほどの苦痛を感じている。その苦痛は何であろうか？」と考えることができるようになった。

そうすると，患者の苦痛を理解しようというこちらの気持ちが患者にも伝わり，より具体的に苦痛を表現してくれるようになる。そしてこちらもその言葉を受けて「できるだけ苦痛を緩和していくお手伝いがしたいと思っています」と伝えられるようになってきた。

その場で「死にたい」という気持ちをすぐに解決することが必要なのではなく，まず理解することが大事であると医療者側が思うことができれば，傾聴時の不安が減り，患者にかける共感の言葉もおのずと出てくるようになっていく。「死にたい」という気持ちの裏にある苦痛の種類を冷静に評価することにより，迅速に他職種に介入をお願いすることができ，それぞれの苦痛を緩和する努力に繋がっていく。

がん患者の希死念慮の背景には，抑うつ状態やせん妄などの精神学的問題だけでなく，痛みなどの身体的苦痛，絶望感などの精神的苦痛，サポート環境の乏しさ，自律（autonomy）および自立（independence）の喪失，依存の増大など実存的苦痛など，様々な要因が示唆される[1]。このような複合的苦痛に対して，様々な職種の専門家で情報共有し，協力しながら包括的に患者さんの苦痛に接することが必要となる[1]。

注意点

病状によっては，発熱などからくるせん妄や，苦痛緩和が不十分である身体的苦痛の残存から生じる希死念慮もあるため，常にそれを念頭に置き，解除できる要因は治療する必要がある[2]。病歴聴取が不十分なだけでもともと精神疾患が併存している場合や，既にうつ病や適応障害などの状態となっている場合もあり，適切かつ迅速な専門家の介入が必要であるケースもある[2]。

また，患者への介入と同時に，患者に関わるすべての医療スタッフ，家族の感情への対応も，念頭に置くべきであると考えている。筆者自身，常に周りのスタッフに支えられている。患者，家族だけではなくスタッフ同士の感情を表出できるような環境をつくるよう，皆で心掛けている。

文 献

1) 明智龍男, 他：緩和医療学. 2005；7（3）：256-66.
2) 松岡弘道：臨栄. 2018；132（6）：802-11.

篠　美和

> がんの転帰は，がんの種類や病気によってかなりの違いがある。患者の混乱に出会ったとき，まずすべきは正確な説明と患者からの自由な質問に対する答えである。医療者の知識不足からごまかすような答えをしてはならない。

Dr. 宮岡からの一言

設定3. 確定診断後①：病名告知後

6

「早期でしょ？ すぐ治るでしょ？ 絶対に治りますよね」

【患者さんはなぜこう訴えたか】

　何らかの身体的不調があって，あるいは健康診断等で検査をしたところ問題となる数値があって，仕方なく検査を受けたところ，悪い知らせであった．表題の発言は，患者に悪い知らせであることの準備が足りない場合のひとつの反応の形であろうか．

　表題の発言では，疾患を「受け入れ」てはいる．だが，その疾患の程度が，「（早期で）軽いもの」であり，すぐに「なかったこと」にしたいという，ある意味は「否認」であり，またある意味では，「疾患を受け入れる『代わりに』，軽いもので，疾患（がん）はなかったことにしてほしい」という，「葛藤」の状態であり，キューブラー・ロスが提唱する「死にゆく患者の心理的変化」[1)]の第3段階の「取り引き」の段階ともとらえられる．話の進め方次第では，治療は受け入れる気はありそうだ．本書のような，臨床場面を文言として表現する場合にどうしても生じる限界ということにはなるであろうが，表題の言葉が発せられている状態は，以下のように語気や態度などでもニュアンスが変わってしまう．その場合，理解や受け入れの段階にやや差がありそうである．

- 語気が荒く，叫ぶような場合：混乱が強くパニックを起こしている．
- 少し慌てているくらいの場合：混乱がありながらも向き合おうと努力している．
- まったく冷静に見える場合：確信に近い形で発言することで，希望する答えを引き出そうとしている．

【患者さんへのアプローチとそれに関係する考え方】

　医療者が，「治る」という文言を，受けたり，使うにあたり，どういうことに注意

すべきか，ということを考させられる患者の発言である．患者が，「治りますよね」と言ったとき，患者と，その家族・サポーター（以下サポーター），医療者でその感じ方，どの状態を「治る」とするかについては，それぞれ異なっていると考えていいだろう．一般的には患者は，この発言のように，完全に，「何もなかったかのように」なることを望み，医療者は，「完全に治す」ことは難しいと考えるであろう．冷静な患者やサポーターなら，また，たとえば高血圧症や糖尿病のような慢性疾患を抱えているならば，「『治る』というのはそうそう簡単なものではない」という理解があり，表題のような発言は聞かれないかもしれない．

表題の言葉が出るような場合における，「悪い知らせであることの準備が不足している」とは，この「治る」に対する理解と受け止めの浅さ，とも言えるのではないだろうか．

対応例

患者の態度が「語気が荒く，叫ぶような場合」は，前述のように混乱が強い．**設定3-2「もう何も考えられない．これ以上は聞きたくない」**（☞p33）の項で示したように，沈黙を置き，混乱が治まるのを待ってみる．

混乱がそれほど強くなさそうな場合でも，沈黙は有効そうである．その後は「治る」について話し合ってみる．

医師：「『治る』というのは……どの状態を希望するのですか？」

「『完全に治る』に決まってるでしょう！」などのように，まだ混乱が強そうなら，話し合いの環境を変えるなどを検討する．

冷静そうであったり，沈黙があるようなら，治療を受ける準備がありそうなので，状況を伝えてみる．その場合，「完全に治すのは難しそう」などの文言を入れる．

「私，死んですか？」となったら，**設定4-3「もうだめってこと？ 死ぬってこと？」**（☞p53）を参照．

| 問題点

治療を受け入れる準備ができていそう，とは言っても，心理的防衛機制が働き，その後の話が入っていないことも十分ありうる．

その後の診療の都度，『治る』にこだわってくるかもしれない．

また，部分的な問題について（たとえば経過中に発生した皮疹など），「治ります」と答えてしまうと，それが「がんが治る」と解釈されることもありうる．

ポイント

その後の診療の都度，これまでの経過，話し合った内容は確認していったほうがよい。

繰り返し「治る」ことの保証を求められるかもしれないが，根負けしないように。

紛らわしい場合は，「○○については治ります」のように具体的に伝えることが大事である。

文 献
1) キューブラー・ロス：死ぬ瞬間 死とその過程について．鈴木晶, 訳, 読売新聞社, 1998.

宮地英雄

設定4. 確定診断後②：病期告知後

「治るはずなのに治せないとはどういうことだ。治せる病院が他にあるのではないか？」

【患者さんはなぜこう訴えたか】

本来なら根治が目指せる病気であるにもかかわらず，治療が難しいという告知をされたことに対して，悔しさや受け入れがたい気持ちが沸き上がるのはごく自然のことである。患者は，がんの罹患に伴い，日常の危機である病気の進行をどう回避すればいいのかという焦りと，絶望や期待の感情が渦巻いている状況で診察にのぞむ。そして，頼みの綱である主治医の助けを借りて，なんとか危機を回避できないかと考えるが，治療困難という残酷な知らせにより，死への恐怖や，将来の不確実性に圧倒され，精神的な混乱状態に陥る。

人間は本来，自分の感情をコントロールする能力を持っているが，強いストレスや不眠，度重なる精神的疲労などにより，判断力や理解力，感情のコントロール力は低下し，一時的に平静さを失う。その結果，否認，混乱，怒り，不信感など，通常の診察にはふさわしくない感情を表出することがある。これらの言動は，将来の見通しが不確実な状況からの回避，つまり，不安を軽減するための反応であり，医療者への攻撃を第一の目標にしているのではない。冷静なら「他に方法はないのですか？」「不確かであっても知っている情報を教えて下さい」と医療者に依頼すべきところだが，強いストレスによる影響で，「十分な知識を持っていないのではないか」「真剣に受け止めてもらえていないのではないか」など怒りや不信の表出になってしまうことがある。

一方で，診察場面は，医療者-患者の相互作用で成り立っているため，これらの言動を単に患者個人だけの問題とすることはできない。両者の信頼関係がうまく構築できていないことが原因で，医療者の手抜きや，妥協，知識や能力の欠如を疑われる場合がある。その原因は医療者だけの問題とは言えないが，初診からの対応や患者の反応を振り返り，信頼関係構築に問題がなかったか内省することも重要である。

【患者さんへのアプローチとそれに関係するアプローチ】

対応のヒント：危機介入的な視点

　病気を治す方法がないという状況は，今後の生活を不透明にする点で，心の健康の危機そのものである。生命や生活への脅威に対する怒り，否認，不信の表出は，感情や思考の混乱の強さを示している。このような状況では，心の健康に対する危機介入的な関わりが役に立つ。つまり，心がアンバランスになっている状態から，いかにスムーズにバランスを取り戻させるかという視点である。

　具体的には，心に浮かんでいる不安を言語化できるように支援することや，感情のコントロールの悪化要因である不眠や孤独へのケアに注意を払うことが対策として有効である。また，ケアの一環として精神科や心理カウンセリングを勧めることも患者の助けになる。嵐のように感情や思考が吹き荒れている患者の苦悩に配慮しながら，本人が無意識に抱えている不安に耳を傾け，言語化を手助けするだけでも気持ちの整理に役立つし，絶望感の中，誰かに心の状態にまで配慮してもらえているという経験は患者の孤独感を和らげるはずである。

対応のヒント：医療者−患者の関係性の視点

　医療者-患者の関係性で，最も重要なことは信頼関係の構築である。特に，がんの罹患という患者の生命や生活に関する重大局面への応対として，最低限の礼節や誠実さを欠いていないかなど，悪い情報を伝える際の態度や姿勢に留意することは大変重要である。

　がんは日常的に罹患する病気ではないため，がんの罹患は，自分ひとりだけが未知の領域に放り込まれたような孤独を感じさせる。そんな患者にとって医療者は，単に治療の専門家というだけでなく，社会の中でその病気について最も詳しい人物として非常に心強い存在である。しかし，その医師から「治すことが困難である」と告知されることは，誰からも見捨てられ，さらなる孤独に追いやられるかもしれないという不安を掻き立てる。このように，患者の訴える怒りや不信の表出は，見捨てられることへの不安の表現である場合がある。

　治療に関して技術的にできることがないと伝えることは，医療者の責任を明確にする上で重要だが，患者の将来に関心を失っていないことや，自分にできることがあれば協力する意思があることを示すことは，患者の精神的安定に役立つだけでなく，医療全般や病院との信頼関係の構築にも役に立つ。

注意点

傾聴や共感のスキルを駆使しても，患者の不安や混乱が治まらない，あるいはいつまで経っても信頼関係の構築が困難な場合には，感情調節を難しくしている精神疾患や，理解力，判断力を下げるもともとの知的水準などが影響している場合がある。その場合は家族の同席や他職種の協力も必要になる。

〔川居利有〕

> 「治せる病院があるのではないか」との言葉は，不安のあまり言っていることもあれば，本当にそういう病院があると考えていることもある。状況によってはセカンドオピニオンを勧めることも考慮する。

Dr. 宮岡からの一言

設定 4. 確定診断後②：病期告知後

2

「がんなんて信じない」

【患者さんはなぜこう訴えたか】

　　受け入れがたい現実や感情を，"認識しない"または"認めない"ことで心理的なストレスを回避しようとするメカニズムを「否認」という。このような，心の働きを用いて精神的な安定を図ろうとすることは日常でもよくみられる。たとえば，仕事で過度のストレスを感じているにもかかわらず，それを認めようとせず，「自分はストレスを感じていない」と主張するような場面で「否認」が使われる。
　　近年，がんは「治る病気」として知られるようになったが，それでも患者にとってがんの診断は大きなショックであり，現実を信じたくないと思うのは当然のことである。病状が予想以上に深刻な場合は尚更で，根治が難しいという説明は到底受け入れられないと感じられるだろう。否認することで心の安定を保とうとしている患者が，医療者からの説明やサポートを，自分の安定を脅かすもの（＝現実を直視させようとするもの）と受け止め，「信じない」という発言につながる。

【患者さんへのアプローチとそれに関係する考え方】

　　「信じない」という強い訴えは，一見すると医療者に対する怒りの表現のようでうろたえてしまうかもしれない。この場合に患者の感情を収めようと，慌ててなだめたり，追加で説明をしたりするのは逆効果かもしれない。

支持・共感的なアプローチ

　　否認している患者に対して現実を認めさせようとすると，医療者との信頼関係が築けず，治療や支援の拒否につながる可能性もある。そのため，まずは患者の現状に対する受け止めを傾聴し，共感的な姿勢をとることが優先される。
　　病状を説明したあとで，患者が「信じない」と訴えた場合，次のように伝えてみる。「今日のお話があなたをとても混乱させてしまう内容であることは私も十分承知しています」「信じたくないと思うのも当然のことだと思います」「もしよければ，今一番心配していることや，気がかりに思うことがあれば教えて下さい」など。

50

沈黙を活用し，患者の"今の気持ち"の表出を尊重しながら，「信じたくない気持ち」を承認した上で，喪失感や抑うつを軽減することを目的に支持的なアプローチを行っていく。

支持的なアプローチでは，その人なりのコーピングスタイルをもとに，病気に対する恐れや不安を現実的な範囲で保証する。

たとえば，不安や心配を他者と共有することで解決してきた方には，「これからの生活を想像すると不安になりますよね。今までと同じように生活できるとは言いきれませんが，不安になりすぎずに過ごす方法もありますから，一緒に考えていきませんか」などと声をかける。

一方で，自立した自分を重視してきた方には，「ご自身のことはあなたが一番わかっていらっしゃると思いますから，お困りのことがあれば私たちにも教えていただけませんか？　何かお手伝いできるかもしれません」というように伝える。

支持共感的な態度を保ちながら，患者が今後の治療や生活について考えられるようサポートしていく。

"否認の範囲"を探る

十分に患者の気持ちを受け止めた上で，まずは患者が受け入れがたいと感じているのが"どういったこと"に対してなのかを考えてみる。根治が難しいと伝えられた患者が「信じたくない」と感じているのが，病気そのものなのか，病状や予後に関する情報か，または先々に待っている自分自身の死についてなのか。何を認めることができていて，何を認められていないのかを，患者の語りの中から探る必要がある。その際，患者の状況によって，話して当然であるはずの心配や不安，見通しについて"話されていないこと"に注目してみるとよい。たとえば，病状や予後についての厳しい説明を受けているにもかかわらず，それらに対する不安や考えについて語ることを避け，仕事や日常生活の中の優先度の低い問題についてばかり語られるような場合である。

否認の取り扱い

患者が何を否認しているのか確認した後，今度は否認がどのように機能しているのかを考える。否認は必ずしも悪いものではない。むしろ，予後が不良である場合でも，適度な否認を用いることで治療や普段通りの生活を続けていく助けとなる。医療者側も患者の否認を把握しながら，それに付き合うような対応をしていくことが望ましい。

患　者：「最近は調子も良くて，このまま治療を続けられればそのうち新しい薬

　　　　　ができてがんも治せるかもしれないと思ったりもします」
医療者：「頑張っていらっしゃいますね。調子が良いのは何よりです」
　一方，「信じない」という強い否認が生じている場合，その後の治療の導入や必要なサポートの構築が困難になる可能性もある。否認を見守ることが患者にとって大きな不利益になりうる際には，患者の精神状態に配慮した上で現実の受容を促すことも必要になる。現実に直面した患者は，心理的な反応が生じる可能性が高いため，精神科医・心理師といった専門のスタッフや看護師など多職種でのサポート体制を整えておく。

注意点

　語られて当然の不安が語られない場合，否認を疑うのはもちろんのこと，情報の伝達が医療者の意図通りに行われているかを確認することも重要である。ショックな内容の説明を受けるとき，患者は衝撃により頭が真っ白になってしまい，医療者の説明をあとから思い出そうとしても詳しい内容を思い出せないということも多い。そのような懸念があるときは，「今日のお話はどのように感じられましたか？　心配なことや聞いておきたいことがあれば仰って下さい」「他の先生はどのように仰ってましたか？」などと患者の受け止めを確認してみるとよいだろう。

ポイント

　病状についての悪い知らせを聞いた患者や家族の反応を目の当たりにすることは医療者にとっても負担となる。このまま話を続けてよいのか，先のことを伝えすぎても不安にさせるだけなのでは，という迷いが生じるかもしれない。この際，医療者自身の「否認」が働いている可能性がある。必要な情報を十分に伝えた上で，困難な状況に患者が対処していけるようサポートしていくことが重要である。

〔矢鳴由起子〕

設定4. 確定診断後②：病期告知後

「もうだめってこと？　死ぬってこと？」

【患者さんはなぜこう訴えたか】

　一般的な反応として，がん（特に進行がん）と告知されたとき，患者は自分自身が「近々死ぬかもしれない」ことを想像し悲観的な考えに陥る場合がある。根治を目指せないという説明を受けたあとでは，よりいっそう切迫したものとなるだろう。医療者からすると，治療や経過の見通しをある程度想像できるかもしれないが，患者は死が目前にせまっているような恐怖を感じるのである。そのような恐怖に襲われ，"もう成す術がないのではないか"という無力感や，"自分だけが皆とは別の世界に落とされてしまった"という孤独感から，「もうだめってこと？ 死ぬってこと？」という訴えが生じてくる。

　また，何かしらの身体症状が既に生じている場合，その不快感から悲観的な思考が助長されている可能性も考慮しておきたい。

【患者さんへのアプローチとそれに関係する考え方】

　まず，このような発言が患者から出たとき，大抵の場合は何か明確な答えを求める質問ではないということに留意しておきたい。前述のような背景から悲観的な想像をしながらも，「身にせまる死の恐怖から少しでも逃れたい」「なんでもよいから安心したい」という切実な気持ちからこのような発言が生まれてくる。このとき，患者が求めているのは，無力感や孤独感からの救出であり，そのように切迫した心持ちであることへの医療者からの理解である。

　ただし，「予後に関して知ることの明確な目的」がある場合と，悲観的な場合とは区別しなければならない。前者は，家族にとって重要なイベントが控えているといった理由があるときである。不確定な未来について説明することは医療者にとっても難しいが，このような場合には真摯に，可能な限り明確な回答をすることが患者の助けになる。

支持・共感的なアプローチ

「もう死ぬの？」と患者から問いかけられると多くの医療者は戸惑い，対応に困るだろう。患者を安心させようと励ましたり，焦って有耶無耶な返答をすると，患者は「私の気持ちは誰にもわかってもらえない」とかえって孤独感を深めてしまう。そのため，まずはなぜ患者がそのような質問をするのか尋ねてみるとよいだろう。

医療者：「なぜ今そのように質問なさったのか，よければ教えて下さいますか？」

身体症状による不快感がある場合

患　者：「背中の痛みがあって，寝ていても座っていてもつらいです。出かけるのも億劫になってきて，このまま全身が痛くなって死んでしまうのではないかと思います」

病変により身体症状が生じ，生活に支障をきたしている場合，それらの症状や生活への支障から状況がどんどんと悪いほうへ進んでいるように感じられていたり，絶望的な気持ちが生じていたりする。この場合，症状緩和を積極的に行うことで，普段の生活や治療に対して前向きに考えることが可能になるケースもある。

医療者：「痛みがあると気分も塞ぎますよね。症状を改善させる方法がありますから，試してみませんか？　身体の症状が良くなると，今後の生活について考えられるようになる方もいらっしゃいますよ」

もちろん，身体症状がはなはだしい場合，早期からの緩和ケアの導入も必要となる。しかし大抵の患者は緩和ケアに対して終末期のイメージを抱きやすい。悲観的な気持ちを増悪させないために，治療早期からの緩和ケアの導入や，治療との兼ね合いについて事前に説明しておく必要がある。

死への恐怖が強い場合

患　者：「死ぬのが怖いです。前向きにと思うのに，死ぬことばかり考えてしまって，ずっとこんな風に過ごさないといけないのかと思うとつらいです……」

差し迫った死への恐怖を語るのは自然なことだが，患者によって死のイメージは異なる。死に対する恐怖には大きくわけて次の3つのパターンがある。

・死に至るまでの苦痛に対する恐怖

まず，緩和ケアについて情報を提供する。その中には，苦痛を和らげることが目的であること，苦痛が和らげられない場合は鎮静法も選択肢のひとつであることなどが含まれる。その際，患者と家族の希望が尊重されることを伝える。

「たくさん苦しむことを想像すると不安ですよね。必要なときに必要なケアを受けられるようサポートします」

・未知の経験である死そのものへの恐怖

経験のないことに対して恐怖を抱くのは自然なことである。患者の抱いている恐

怖について一般化しながら，他の患者がどのように死そのものへの恐怖をやり過ごしているのか心理教育を行う。また，患者自身の人生観や，病気がわかる以前は死をどのようにとらえていたのかについて質問する。

「多くの方は，目の前のことや近い未来の予定やイベントに目を向けることで恐怖に囚われすぎずに過ごされていますよ」「これまではどのように考えていらっしゃいましたか？」

- **自身の死後に周囲へもたらす混乱への心配や恐れ**

特に若年の患者の場合，自身の死後に家族へもたらす影響を懸念し，焦燥に駆られる。この際，患者の中では具体的な不安と漠然とした不安が混在している状態である。まずは，具体的な不安への対処について見通しをつける。院内や地域での相談先について情報提供も行うとよい。

ポイント❶

患者の気持ちを受け止めようとする姿勢を態度で示すこともとても重要である。医療者が，ごまかしたり，受け流したりしないか，その空間全体を患者は感じとっている。医療者が向き合って，真摯に対応してくれたという体験は，患者の孤独感を和らげる一助となる。

ポイント❷

家族や親戚の中に既にがんで亡くなった方がいる場合，故人の終末期の姿が患者を脅かしている場合もある。可能な限り，聞き取りを行い払拭できる不安は取り除いておくとよいだろう。

注意点

状況に対する絶望感があまりにも大きく，患者にとって対処不能な状態に陥っている場合，自死のリスクが高いことにも注意しておきたい。一般的に，進行がんであることや，診断後1年以内が最もリスクが高まると知られている。そのような懸念がある場合には，早期に精神・心理の専門家へ紹介することが望ましい。

矢鳴由起子

設定4. 確定診断後②：病期告知後

4

「治らないならすぐに楽にしてほしい。死なせてほしい」

【患者さんはなぜこう訴えたか】

　「治らないならすぐに楽にしてほしい」と言う患者は，なぜそのように訴えるのか。少し考えてみると，がん罹患により苦痛が増強するイメージを持っているように思われる。緩和ケアが十分に行き届いていない時代に症状コントロールがうまくいかず激痛で苦しんだ身近な方を想像しているかもしれない。治療できない，がんが克服できない自分には価値がない，と考えているのかもしれない。
　「死なせてほしい」と訴えている以上，何らかの絶望的な気持ちを抱えていることに間違いはなさそうである。ただしこの場合，希死念慮とはわけて考えてみてもいいかもしれない。
　治らないならすぐに楽にしてほしいという思いには，本当は「完治もしくはそれに近い経過を期待していた」と考えられる。その背景には，生命予後を延ばすことにより得たいものがあったと推測できる。それは自分にとって大事な時間なのか，誰かと過ごす時間なのか，未完の仕事をこなすためなのかはわからないが，それが叶いそうにない現実を受け止めきれないという性質の絶望であろう。
　それを希死念慮ととらえてしまうと，今にも危険行動を起こしそうだという危機介入的な行動に陥る可能性がある。もちろんそのリスクは常に考えておく必要はあるが，むしろこのやり切れない絶望感をしっかりと受け止めることを避けてはいけない。
　いずれにしても支援の第一歩は「なぜ，どうしてそう思われるのか」を尋ねることから始まる。

【患者さんへのアプローチとそれに関係する考え方】

　アプローチのポイントとしてはまず，そのような心理的視野狭窄に陥ることは理解できること，今まで治療を頑張ってきたこと，大変な検査や通院／入院を乗り

越えてきたことを十分に労い，その頑張りがあったからこそ，今の時間があることを言葉にしてみてもいいかもしれない。患者心理としては，心理的視野狭窄に陥っている可能性があるため「今までやってきたことがすべて無駄だった，意味がなかった」ととらえているかもしれないが，それは非常に早急な考え方である，この先に絶望を覚えているとしてもここまで頑張ってきたことまで否定する必要はない，と伝える。そして，この先の不安（というよりも患者にとっては恐怖の可能性あり）に関しては，適切な緩和ケアの情報提供が必要になるだろう。

「死にたい」という言葉への対応

しかし，医療者としては患者から「もう死にたい」「死なせてほしい」と言われたらどう対応するだろうか。叱咤激励？　そのような発言を咎める？　あるいは無言で傾聴に徹する？　筆者は，この言葉を動揺なく聞ける人に今まで会ったことがない。多くの方は緊張と不安が沸き上がり「あぁ，どうしよう……蓋を開けてしまった……」と動揺する気持ちがまず芽生え，その後時間差で徐々に「今はこの場を去らないほうがよい」と覚悟する気持ちが沸き上がってくるであろう。

では，その状況で一体何ができるだろうか。正解を先に述べると，以下の2点をセットで患者に確認してほしい。

- 今現在死にたい気持ちがあるか：「死んでしまったら楽だと考えることはありますか？」
- 具体的な方法を考えているか：「具体的にこういう方法で死のうと考えたり，準備したりすることはありますか？」

希死念慮の評価は画像も血液データも一切参考にならないため，本人に尋ねるしかない。具体的な自殺の方法を考えていれば希死念慮の度合いは高いと判断できる。そうではない場合は"現実逃避"として「死ねたらこの苦痛から解放されるのに……」といった願望が出現していると評価できる。

「そんなことを聞くと，寝た子を起こすのでは？」「かえって希死念慮が強まったらどうするの？」という意見もあるだろう。しかし，心配は不要である。希死念慮の具体的な確認や言語化によって自殺関連行動が増した報告は世界中のどこにも存在しない。むしろ"死にたい"に対して叱責や説教をされるばかりで辟易としている患者にとっては「希死念慮」についての質問なんてされたことがないはずであり，「誰にも言えなかった」ことを言語化できた安心感に満ち溢れているだろう。もちろんその後のフォローとしては，主治医や医療チームに報告し精神医

療スタッフへ連絡を取り介入を依頼することが望ましいが，初期対応としては「死にたい，死んでしまいたい気持ち」について率直に尋ねることが有用であり，有害ではないことを覚えておいてほしい．

そして，つらい気持ちを誰にも打ち明けられない，打ち明けてもちゃんと対応してもらえなかった経験を持つ患者（むしろちゃんと対応してくれる仲間がいたらそこまで追い込まれない）から「死にたい」と言われることは，その患者にとってあなたが「この人は信頼できる医療者だ」と思われている証である．患者は，その思いを打ち明けた医療者の雰囲気，口調，表情から「この人になら本音が言えるかもしれない」と思ったはずである．

まずは，「死にたい，死なせてほしい」と素直に言えたことについて"神対応"を行ってほしい．決して特別なことではなく「素直な気持ちを話してくれてうれしかった．ありがとう」と，賞賛と感謝の言葉を伝えることが重要である．

松本[1]は「死にたいと誰かに告げることは"死にたいくらいつらい"ということであり，もしもこのつらさを少しでも和らげることができるならば"本当は生きたい"という意味である」と述べている．もしこの患者の発言が強い希死念慮をもととした発言で，どれだけ深刻な状態であっても，迷わずに自殺を選択する人はこの世に存在しないと筆者は断言する．必ず直前まで迷っているため，医療者の声かけによって心の視野狭窄が解消されることも十分期待できる．患者の"死にたい"に触れたら，前述の2つの質問をしてみてほしい．

この2つの質問は，希死念慮のアセスメントができる内容になっている．前者は自殺への希望を測定し，後者は自殺への用意／準備がわかる．そしてこれらの質問に答えてくれたら，必ず前述したような神対応（話してくれてうれしい！　ありがとう！）を添えてほしい．

ポイント

苦痛に対する怯えには適切な緩和ケアに関する情報提供が有用．また希死念慮を訴えられることは医療者としては名誉なことであり，自ら命を絶つ可能性について尋ねることは非常に治療的である．

文献

1) 松本俊彦：もしも「死にたい」と言われたら自殺リスクの評価と対応．中外医学社，2015．

厚坊浩史

設定4．確定診断後②：病期告知後

5

「○○様が助けてくれるはずだから私は助かる。生き延びる」

【患者さんはなぜこう訴えたか】

　この場合の「助かる」というのは，一体何を指しているのだろう，そんな関心を持ってみるとよいかもしれない。私たち医療者が考える「助かる」という言葉は，がんが消退する，もしくは完治するというイメージかもしれない。しかし患者自身がそのような同じイメージを持っているとは限らない。
　宗教的背景を持っている患者は，もっと大きな愛情や慈悲に包まれた壮大なイメージを持っている可能性がある。非常に実存的であり自己超越的な意味にはなるが，「この世の苦しみが救われる」といった，現世よりも拡がりのある世界をイメージしているのかもしれない。

【患者さんへのアプローチとそれに関係する考え方】

イメージを尋ねてみる

　表題のような発言を耳にしたとき，医療者は「それは現実的に起きそうなことだろうか」と，妥当性の文脈で考えるであろう。救世主の出現は，気持ちが追い込まれたときに信じることが多いためであるが，おそらくこの手の直面的な問いかけはあまり意味をなさない……どころか，患者をより不安定にさせるであろう。人間は，良いときほど足元をすくわれないように気をつけたり，悪いときほど「やまない雨はない」と考えたり，幸せと不幸のバランスを取るように考えている。社会心理学者の村上幸史は「運資源ビリーフ」を提唱し，"人間は良いことが続くと運が尽きる"と考えるということがわかっている。
　がん治療の過程で思わぬことや予期しないことが続き，不幸だと思う体験が連続した場合に救いを求める心境に陥ることは決しておかしいものではない。特に救世主は，患者本人にしかわからない心の支えでもある。その救世主は実際にがん

治療に影響があるかどうかはわからない。もっと言えば，患者の生命を本当に援助できるかどうかはわからない。ただし大切なことは，患者にとってその救世主の存在が非常に心の支えになっていることである。医療者はまず，患者が考える救世主の存在を語ってもらい，患者の心的現実を共有するとよいだろう。

防衛機制と理解しておく

　この状況を心理学的に説明すると，「防衛」や「否認」と表現できる。防衛や否認は患者にとって非常に大きな心理的反応であり，心が壊れそうになることを防御してくれる役目がある。救世主の存在は，患者の不安や恐怖をうまく包み隠してくれることであろう。医療者としては，治療のことや予後のことをどこまで正しく理解できているだろうと不安になるかもしれないが，防衛機制が働いているということは現実を正しく認識しているということである。私たちが想定するワーストストーリーを理解しているからこそ強固な防衛が働くのである。

　したがって患者の防衛や否認を理解し，今は直面化させるのはデメリットが大きいと，その防衛機制を医療者は大切にしていく必要がある。

　「生き延びる」という言葉も，治療によって生命予後を延ばすという意味に理解できるが，一方で「生命をまっとうする」という文脈とも理解できる。その場合，多職種や緩和ケアが大きな力を果たしますよ，と，現実世界にも新たな救世主がいると情報提供することも重要である。

注意点

　防衛機制は，時として「医療者が希望する，提案するコミュニケーションを阻害する」因子として認識されていることがある。ただ前述したように，患者の心理を守る役割としては非常に大きいものである。防衛が強い段階では"今はまだ話す時期ではない"と医療者が理解することも重要である。

　ただし，防衛があまりにも強いことにより今後の話が展開しない場合もある。漠然とした内容に終始し，最善の治療や今後の療養について具体的かつ建設的なディスカッションが困難になる。その場合は，意思決定能力の評価が必要になる可能性がある。意思決定能力は認知機能や知的水準だけではなく，強固な否認によって治療のメリット・デメリットを正しく認識できていない場合でも低いと判断される。十分な意思決定が困難であると判断された場合，医療倫理の善行原則や代理意思決定者の選定などを考慮する必要がある。

　ただ，あくまでも強固な防衛である場合は，「あなたが望むような展開を私も願っ

ています。ただ現在，今後のことを決めておく必要があることについては一緒に考えてきませんか」という，共感的な姿勢によるコミュニケーションが非常に有効であろう。またこの「○○様」にあたる対象が民間療法である場合，基本的にはがん難民になりえる可能性を考えて継続的にフォローをしていただきたいが，病院としての判断を仰ぐ必要があるであろう。

厚坊浩史

執筆者も述べているように，いわゆる民間療法に救いを求めているような場合は関係する医療者でよく話し合い，患者への対応を慎重に検討する必要がある。

Dr.宮岡からの一言

設定4. 確定診断後②：病期告知後

6

「勤務先には知られたくない」

【患者さんはなぜこう訴えたか】

　勤務先に病名を公表するか否かは，多くの患者が悩む事柄である。
　「勤務先には知られたくない」という思いの背景には，「仕事を続けたい」という思いがあり，知られることで，「働きづらい状況になるのではないか」「不当な扱いを受けるのではないか」「"退職"と言われるのではないか」などといった不利益が生じることを危惧する患者は少なくない。その危惧は，「がん＝死」「がんの治療＝働けない」といった，患者自身ががんに対する先入観やネガティブなイメージを持っていることから生じることも多い。

【患者さんへのアプローチとそれに関係する考え方】

　必ずしもすべての患者が勤務先に病名を公表する必要はないが，長期化する治療の場合は勤務先へ伝えておいたほうが，患者にとって働きやすい状況となることは多い。
　伝えた場合，伝えなかった場合に生じるメリット・デメリットを患者自身が考え，両方の視点から検討できることが大切である。
　治療と仕事の両立や，勤務先とのコミュニケーション等に気がかりがある患者には，社会福祉士や看護師などの両立支援コーディネーター（厚生労働省の定めた両立支援コーディネーター養成の研修カリキュラム等を修了した者）が，治療と仕事を両立できるよう支援しているがん相談支援センターなどの病院内の相談窓口での相談を提案し，連携が図れるとよい。

今後の治療方針などの患者の理解

　「病名を必ずしも伝える必要はありませんが，治療によっては，会社の協力が必要になる場合もあります。まずは，今後の治療のスケジュールや治療の内容，治療による副作用について説明します（表1）。その上で勤務先に伝えるかどうか考えてみませんか」

表 1　患者に伝えるべき情報

治療	説明
手術	• 手術前後の通院頻度 • 入院期間と退院後の自宅療養期間 • 手術後に追加治療が必要な場合の通院頻度と期間 • 手術による後遺症と注意点・対応策　など
薬物療法	• 入院治療か外来治療か • 入院治療の場合：入院期間について • 外来治療の場合：治療の期間や通院の頻度 • 1回の治療に要する時間 • 副作用と出現期間 • 副作用への注意点・対応策　など
放射線治療	• 治療の期間と通院回数 • 1回の治療に要する時間 • 副作用と出現期間 • 副作用への注意点・対応策　など
共通	• 治療費の目安

今後の治療スケジュールや治療の内容，治療による副作用についての患者の正しい理解は，治療による変化が生じる就労を含めた生活をイメージし，納得した治療選択の意思決定，治療と仕事の両立の検討につながる。

仕事といっても，作業場所（屋内・屋外）や作業内容（デスクワーク，長時間立位，対人業務など），通勤の有無など患者によって異なる。治療の内容によって，業務への支障や配慮事項は変わる。

「仕事のことを医師に話すべきではないと思った」と話される方も少なくはない。「お仕事は何をされていますか？　今後の治療のスケジュールは，業務に支障はなさそうでしょうか」と問いかけ，患者が話しやすい雰囲気作りも必要である。

病名などを伝えていない場合，職場に産業医がいるか確認し，いる場合は，「産業医は職場の状況を知っていて，医学知識をもとに働き方についても相談できます。他の従業員はどうされているか，病気の説明の仕方や働き方を相談してみてはどうですか？」と産業医との相談を筆者は提案している（人事労務担当者などを通じて産業医との面談のアポイントメントを取る事業所もあるため，確認は必要である）。

「産業医との面談が，勤務先へ報告されるのではないか」と心配される声も多い。そのような場合には，産業医には，守秘義務があること，原則本人の同意なしに勤務先へ報告することはないことを伝える。

伝える場合・伝えない場合のメリット・デメリットの整理

「勤務先に病気のことを知られたくない理由はなんでしょうか。必ずしも病名を勤務先に伝える必要はありませんが，伝えた場合のメリット・デメリットを考えてみませんか（**表2**）」と，検討を促す。

職場に伝える必要がないのか，伝えるのであれば，「誰に」「いつ」「何を」伝えるのかを整理し，患者が自身の意向を伝える説明力と対応力を上げることができるように，がん相談支援センターなどの病院の相談部門と連携を取り，支援できるとよい。

表2 職場に病気を伝えるメリット・デメリット

	メリット	デメリット
伝える場合	・職場の制度を利用できた ・治療と仕事の両立に必要な職場の上司・同僚等の理解や協力を得ることができた ・治療や病状に応じた休暇を取りやすくなった ・隠すことの後ろめたさがない　など	・過剰な気遣いがあり，わずらわしさを感じることがある ・治療や病状を聞かれた ・病気がわかる前と比較して対応や接し方が変わった　など

注意点

事業所には，安全配慮義務（労働契約法第5条：職場で働く従業員の安全と健康に配慮する義務）がある。患者が配慮を必要とする状況にある場合は，上司や人事労務担当者へその状況や必要な配慮事項を具体的に伝える必要があることも，患者は知っておく必要がある。

ポイント

厚生労働省は，「事業場における治療と仕事の両立支援のためのガイドライン（令和6年3月版）」を作成し，がんなどの疾病を抱える労働者に対して，事業所が適切な就業上の措置や治療に対する配慮を行い，治療と仕事が両立できるようにするための事業場における取組などを示している。

また両立支援の充実をめざし創設された「療養・就労両立支援指導料」は，患者本人と事業所が共同で作成した勤務情報提供書に基づき，主治医が，患者に療養上必要な指導を実施し，事業所に対して就労に関する主治医意見書（診断書）を提供した場合，また，主治医意見書（診断書）を提供した後の勤務環境の変化をふまえ，療養上必要な指導を行った場合に対して評価する診療報酬である。

医療機関は，事業所が患者の状況に沿った治療と仕事の両立について検討できる
よう必要な情報を提供し，患者と事業所を支援していく必要がある。

参考文献

- がん情報サービス：がんと仕事．
  [https://ganjoho.jp/public/institution/qa/index.html]
- 厚生労働省：働く世代のあなたに　仕事とがん治療の両立お役立ちノート．
  [https://www.mhlw.go.jp/content/000506257.pdf]
- 厚生労働省：治療と仕事の両立について．
  [https://www.mhlw.go.jp/stf/seisakunitsuite/bunya/0000115267.html]
- 厚生労働省：事業場における治療と仕事の両立支援のためのガイドライン（令和6年3月版）．
  [https://chiryoutoshigoto.mhlw.go.jp/guideline/]
- 国立がん研究センター東病院：働く世代のあなたに　仕事とがん治療の両立お役立ちノート．
  [https://tomonihataraku.jp/]

宮城八重子

本人が勤務先への連絡を拒否していても，担当医からみたら治療のうえで勤務先の協力を得たほうが好ましいと考えられる場合も多いため，患者に対して，勤務先の協力を得たほうがよいと説明することが必要となる。ただし，職場の状況には差が大きいため，「知られたくない」理由をよく聞く必要がある。

Dr.宮岡からの一言

設定 4. 確定診断後② : 病期告知後

7

「生活への影響は？」

【患者さんはなぜこう訴えたか】

　患者は，自分の病状や治療法について十分な知識を持っていないことも多く，何を具体的に質問すればいいのか判断がつかないことから，病気に関する内容より身近な生活への話題に終始する場合がある。また，根治可能な病気であるにもかかわらず，自分の場合は治癒不可能という受け入れがたい知らせを受けた場合，患者は精神的なショックにより，病気による具体的な影響を考える精神的な余裕がなくなり，漠然とした形で質問を投げかけてくる場合がある。

　一般的に告知直後の患者は，まるで濃い霧の中を手探りで進んでいくかのような不安を感じており，あいまいな状況から抜け出すために，できるだけ将来のことをシミュレーションしようとする。人間は社会的な生き物であるがゆえに，社会的な役割を失うことや，集団から疎外されること，集団に迷惑をかけてしまうことに特に強いストレスを感じる。そのため，治療の内容や経済的問題以外に，子育てや仕事を含む社会的役割の維持に関する問題，周囲の人たちへの負担に関する問題，趣味のサークル活動の継続や交友関係にまで話が及ぶことが多い。

　また，受け入れがたい知らせを受けた直後の不安定な心理状態では，「きっと，大丈夫だ」という何らかの安心を得たいという気持ちが働き，たとえ状況が厳しいと頭では理解していても，医療者に対して「生活に大きな影響はない」「なんとかなる」といった答えを暗に求めてくることがある。何か少しでも安心材料がないと崩れてしまいそうなほど，不安定な心境と言えるのかもしれない。

【患者さんへのアプローチとそれに関係する考え方】

基本的な対応について

オープン・クエスチョンを使う

　診断を告げられた直後の混乱した状態では，何をどのように聞けばいいのかもわからず，質問が的を射ないこともあるため，気持ちの整理に配慮した対応は必要

である。漠然とした訴えに対する基本的なコミュニケーションスキルとしては，「生活が不安なんですね」といった，「はい」か「いいえ」で答えられるようなクローズド・クエスチョンではなく，たとえば，「ご心配を教えていただけますか？」や，「もう少し詳しく教えていただけますか？」といったオープン・クエスチョンで不安の背景を知ることが重要である。

ガイドとして引き受ける

また，将来に対する漠然とした不安に対しては，単にアドバイスを提供するだけではケアとして不十分である。不安の解消や軽減は，実際にどうにか適応できるという実感で達成されるため時間がかかる。そのため，不安を実際に克服できるまで，あるいは克服できる見通しが立つまで，できる限り不安の整理を手伝い続けるつもりであることを伝えることで，実際に不安が解消しなくても，ひとまずガイドを引き受けてもらえたという安心感から気持ちが安らぐ場合がある。ただし，医療者が多忙で，そのような対応が困難な場合は，その旨を真摯に伝え，他職種や相談窓口を紹介することも重要である。

漠然とした不安，特に生活に関する内容は，治療に直接関係ないようにも思われるかもしれないが，わが国のがん医療の基本方針である「がん対策推進基本法」では，がん患者のQOLの改善を大きなテーマとして位置づけており，生活に関する不安も治療方針と同等に扱う必要がある。

家族療法的な観点から

家族療法における代表的な考え方にシステム理論がある。家族療法におけるシステム理論は，家族を個人の集まりではなく，各メンバーが相互に影響し合いながらシステムとして機能するひとつの集合体と考える。そのため，システム理論では，患者の悩みは個人の内面だけに起因するのではなく，家族全体の相互作用の結果として現れると見なし，家族の「相互依存性」「全体性」「適応性」などを重視する。

たとえば，がん患者が家庭内で担っている役割（家事，育児，相談役など）を行えない状況になると，誰かがその穴埋めをする必要が生じる。しかし，たとえ大家族であったとしても，患者の危機に家族が気づかない状況や，気づいてもサポートできない，あるいはサポートしない状況は，家族集団の適応力の低さととらえることがでる。このような家族では，患者だけでなく，いずれ家族全体が機能不全を起こすことになる。そうなると，医療者が患者への適切な援助を継続しても，家族の適応力が足かせとなり，患者の不安や負担が改善しないことがある。

このように，患者個人への対応では埒が明かない場合には，背景に家族システム

の機能不全が潜んでいる場合がある．しかし，家族全体の様子を把握するには時間も労力も必要となるため，なるべく早期から，家族全体を視野に入れた関わりを意識することで対応力が向上する．在宅医療の導入を検討する場合は，尚のこと家族機能の問題が重要になる．

ポイント

がん患者が抱える不安を相談できる病院内の窓口には，がん相談支援センターや地域連携室，心理カウンセリングなどがある．それらの窓口がなくても，社会福祉士資格を持つ医療ソーシャルワーカー（MSW）や公認心理師または臨床心理士，がん看護専門看護師やがん関連の認定看護師といった専門職も対応が可能な場合がある．また，地域の患者会やサポートグループ，公益財団法人日本対がん協会が運営するがん相談ホットラインやマギーズ東京なども相談活動を行っているため，日ごろから情報収集しておくと役に立つ．

〔川居利有〕

> 生活への影響に関する患者からの質問は，不安の表現の場合もあるが，一方で極めて冷静に病状を受け止め，今後の生活設計を考えていることも多い．そのような場合は，医師自身が治療反応性や予測される転帰について患者の理解を確かめながら説明する必要がある．
>
> Dr. 宮岡からの一言

設定4．確定診断後②：病期告知後

8

「自分のライフワークはこのまま続けられるのか？」

【患者さんはなぜこう訴えたか】

　　がんの診断を受けることにより，人生における優先順位が入れ替わった体験をされる患者は多い。今まで力を尽くしてきた仕事や人間関係などが本当に必要なことだったんだろうか，何の意味があったんだろうか……という急激なアイデンティティー拡散が生じるためである。その背景としては，「がん＝死」というイメージがまだまだ根強く残っていることもあり，「自分がいつかこの世から去る」といった，当たり前のことだが，それでいて多くの人が直視していない実存的課題に直面するためである。

　遠くない将来，自分がこの世から去ることがわかったときに，まず手放すのは"やりたくない，興味はないが続けていること"であろう。そのようなタスクに時間をかける意味がないためである。そのようにして，アイデンティティーの再構築を経た患者が得た"ライフワーク"とは，患者にとっては自分らしく・自分が大切にしたいと思えることをしっかりと優先する内容になっていることが多い。

　我々医療者は，ついついがんの治療や療養を優先的に考えることがある。もちろんそれが患者の意向に完全に沿っているのであれば問題ないが，治療と同じくらい大事にしたいことは，世の中には多いということを忘れてはいけない。

　人生においては様々なライフワークがある。たとえば，家から出て過ごす"エネルギー発散型"や，静かな時間を過ごす"エネルギー蓄積型"のライフワークがある。日本人において，ライフワークというと，エネルギー発散型をイメージすることが多いが，エネルギー蓄積型も十分に立派なライフワークである。

【患者さんへのアプローチとそれに関係する考え方】

人生におけるライフワークの意味づけ

　　ライフワークを「趣味＝単なる気分転換」といった次元で考えることは多い。しかし治療の合間で行いたいライフワークの中身を尋ねると，患者にとって非常に

大きな支えになりうるものであることが多い。

治療を受ける大きな目的は、もちろん病気を良くするためである。しかし、病気を良くするため以外の目標を考えたとき、自分にとって豊かで幸せな時間を得ることも立派な目標となる。したがって「自分のライフワーク（趣味）はこのまま続けられるのか」といった発言に対してできる回答は「わからない」もしくは「できるときもある」といった、非常に歯切れが悪いものになってしまうかもしれない。事実、治療に伴う体調やスケジュールによっては思い通りにライフワークをこなせない可能性もある。

しかし、ここで大切なことは「そのライフワークはいつから続けているんでしょうか？」「ライフワークを行うことでどんなことが得られていますか？」と、患者背景や価値観に踏み込んだ部分を尋ねてみることである。単に治療に対する説明を行うだけではなく、患者の生活を知ることは「先生はそこまで私のことを気にしてくれているんだ」と、関係性や信頼感の構築につながるからだ。患者にとってライフワークはどのくらいの重みづけであるかを知り、「できるだけ治療とライフワークの両立をめざしましょう」と声掛けをすると良さそうである。

また、治療の終盤や終末期に近くなり、患者が自主的に何かに取り組む機会が減っていく中で患者が主体的に取り組みたいと思える存在というのは非常に大きい。その意味でも、治療時期よりライフワークとの両立を心がけることは有意義である。

注意点

ライフワークは非常に幅広いものであるが、有用かつ優良なものはすべて"お金と体力、時間をさほど要さず、健康被害が少ないもの"である。そういったものは、すぐに取り組めて長続きする。したがって喫煙や飲酒といった方法については、身体の状態と治療のステージによって判断が大きく異なる。

ポイント

ライフワークは医療者が思っているよりも患者にとってプライオリティが高いことがある。そのため、基本的には治療とライフワークの両立をめざしたい。特に患者にとってどのような重みづけがあるかを尋ねることも有用である。

〔厚坊浩史〕

設定4. 確定診断後②：病期告知後

「家族に心配かけたくないから，知られたくない」

【患者さんはなぜこう訴えたか】

　　がんであること，さらに根治が難しいことを家族や周囲に伝えることで，これまでの家庭内での役割を失うことや家族から守られる"弱い自分"になってしまうことを恐れ，受け入れられないと感じる。また，自分の状況を伝えることで家族が衝撃を受けること，そのショックを目の当たりにしなければならないことは大きな負担だろう。

　　未成年の子どもがいる家庭では，「子どもに何を話したらいいのかわからない」「大丈夫かと聞かれてもどう答えていいかわからない」「子どもに不安を与えないためには言わないほうがいい」といった理由から，「知らせないほうが家族にとっていい選択だ」と早合点してしまうことがある。

　　高齢の親を介護している患者については，患者自身がケアする立場であることから，「伝えても心配をかけるだけだから」「医療のことはわからないだろうし，不安にさせたくない」といった背景があるだろう。

　　なお，「知られたくない，心配をかけたくない」という気持ちの背景には少なからず現状に対する"否認"が隠れている。周囲に伝えることで，患者自身が現状を現実のものとして受け入れざるをえなくなるからである。

【患者さんへのアプローチとそれに関係する考え方】

　　まず，病状を直ちに家族に知らせることだけが，必ずしも介入の目的ではないことを心にとどめておくことが重要である。医療者は，どのような選択であれ，患者や家族にとって現状の最適であると考えられるように，意思決定のプロセスにアプローチする。

支持・共感的なアプローチ

　　なぜ心配をかけたくないのか，家族に伝えることに関して患者自身が何を心配しているのか尋ねてみる。その中で，これまで家庭内で患者がどのような役割

を担ってきたのかについても語ってもらう。患者の置かれている状況や立場を理解することで，「心配をかけたくない」という気持ちについてより具体的に話し合うことが可能になる。

患　者：「先がどうなるのかもわからないのに，話しても不安にさせるだけです。いつまで仕事ができるのかもわからないし，収入のことを家族が気にするのは嫌です」

医療者：「不確実なことについて話したり考えたりするのはとても難しいことですし，そう思われるのも自然なことだと思います。まず治療によって変化する生活のことや現在の体調についてご家族とお話される方もいらっしゃいます」「お仕事のことやお金のことについて相談できる専門のスタッフもいますから，必要があればご紹介します。受けられるサポートの具体的な情報を得ることで，ご自身やご家族が心配しすぎずに過ごす助けになると思います」

患者の年代によって，社会や家庭での役割，ライフイベントなど課題となる状況が異なる。がんの罹患で，どのように生活が変化していくのか，どのような課題に直面するのかを想定し，経済上やキャリア面，家庭内での問題を理解した上で援助していく必要がある。

心理教育的なアプローチ

患者にとっての最善と，家族にとっての最善は一致しないことも多いだろう。患者が既に「家族に伝えない」と心を決めている場合でも，その決定が患者や家族にどのような影響を与えうるのか，情報提供・心理教育を行うことも重要である。その際に，家族に伝える場合と伝えない場合のメリット・デメリット（**表1**）を比較しながら，患者が何を優先していきたいのかについて聞き取ることも役立つ。

表1　家族に伝える場合と，伝えない場合のメリット・デメリット

	メリット	デメリット
伝える	患者：身近な人に話すことで楽になる人も多い 患者・家族：一時的には混乱をまねくが家庭内で新たな協力体制へと立て直す機会となる	患者：家族の心配を受け止める負担が生じる 家族：先行きの不安が高まる
伝えない	患者・家族：しばらくの間，今まで通り過ごせる	患者：ひとりで抱え込むことで精神的にも身体的にもつらい時間を過ごすことになりうる（孤独感，疎外感） 家族：一緒に過ごす時間が長い場合，患者本人の様子から様々なことを感じとるため伝えないことでかえって心配をかける。「もっと早く知っていればやれることがあったかもしれない」という後悔が生じる

家族視点でのアプローチ

切迫した状況では，自分自身の考えに囚われてしまい，周囲の意見を取り入れることが難しくなるかもしれない。患者が，家族に病状を知らせないという考えに固執して思いつめた態度であるとき，医療者は視点の切り替えを促してみる。ただし，決して患者の決定を非難するようなニュアンスを含まないように注意する。
「もしご家族が今のご自身のような状況であることをあとから知ったら，あなたならどのように感じられますか？」
医療者は，患者自身の希望と，家族にとっての良い選択との間で揺れ動く気持ちをサポートする。現在の気持ちは今後も変化しうること，ひとつの決断に縛られる必要はないことを説明する。

注意点

家族関係が良好でない場合もある。「心配をかけたくない」という訴えの背景が，複雑な家庭環境にある可能性も考慮し，なぜ知られたくないのか，患者の不安を置き去りにしない関わりが重要である。

矢鳴由起子

> 家族に知らせることのメリット，デメリットを説明するとき，医師の話はメリットが強調されやすいとも言われる。「知らせる」を引き出そうとするような説明は避けるべきであろう。

Dr.宮岡からの一言

設定4．確定診断後②：病期告知後

10

「治療には体力が要るというが，治療を続けられるのか」

【患者さんはなぜこう訴えたか】

「治療には体力が要るというが，治療を続けられるのか」という問いかけに我々は何と答えるとよいだろう。確かに，通院に体力を要する状態の患者をみると「この患者は，通院自体が非常に大変なのでは……？」と心配の気持ちが沸き上がる。ではこのような発言をする患者は，何に対して不安になっているのかを考えていきたい。

「気持ちを明るくもっていないといけない」「暗い気持ちになると免疫力が下がってがん細胞が増殖するんじゃないかって……」と不安そうに話される患者は多い。そのような患者の背景を聞くと，家では明るく振る舞おうとし，元気で前向きな思考になれるように努めていると話される方もいる。これは「前向きであることが幸せを呼び込む」といったポジティブ思考の風潮に近いのかもしれない。

少し規模が大きい話になるが，私たちはこれまでの人生において，希望や夢を語り，それに向かって前進する姿を周囲から応援されてきた。これは輝かしい前進であり成長かもしれないが，人間である以上ネガティブな思考や行動は常に付きまとっている。

このネガティブな傾向を，排除するか，もしくは「一度立ち止まるべき」と考え活用するのかによって大きく様相は変わってくる。これを今回の発言で考えると，体力が落ちたときに「頑張れなくなる」と思うのか，「周囲に頼って甘えてお願いしよう」と思うのか，であろうか。

前者は，体力が落ちることによって周囲に迷惑をかけてしまうことを恐れていることが考えられる（自分で何もかも頑張るといった姿勢）。筆者が勤務する精神科では，体力が必要であると考えて体力が弱っている段階で無理に運動をし，さらに体力が低下する患者が意外に多い。

【患者さんへのアプローチとそれに関係する考え方】

依存する力

　十分に動けないときに周囲に安心して依存できる環境は，心の動揺を落ち着かせる効果がある。しかし，これらの方法を誰かから推奨される機会はほとんどないとも言える。どちらかと言えば「周囲に甘えることは望ましくない」と排除されることが多い。

　しかし，がん治療を受ける中で体力が十分に回復しないことは決してめずらしくない。その場合，仕事も家事もすべて自分がしないといけないといった，いわゆる"休めない"状況をどう変えていくかを考える必要がある。体力が低下したら休む時間を増やす，通院が大変になれば誰かに連れてきてもらう，使えるサービスを使っていく，という，周囲に依存することが非常に大切になることを，医療者は患者に伝える必要がある。

　がん治療は"闘病"と表現されることが少なくない。そのため，常にファイティングスピリットを持つ必要があると認識している患者もいるのだが，「頑張った分，きちんと休む」という（日本人が非常に苦手にしている）ライフサイクルを伝えていくことが必要になるだろう。次のように声をかけるのもよい。

「身体の力は抜けていますか？」

　頑張り続けたり気を張り続けていると，筋肉が強張ってしまい力が抜きにくくなる。肩こりや肉体疲労の背景にはリラックスできていない要素も多いため，筋緊張を自覚してもらうことは非常に有効である。

「今，何をしているときが"ホッと"しますか？」

　いくら気を張っていても，気を休める時間はどこかで取っている。その時間こそが「ポジティブになりすぎない時間」である。気分転換ができているかを尋ねる方法もあるが，気分転換を排除しようとする患者もいるため，"ホッとする"くらいの表現が良いと思われる。

　心理学的に深追いした表現をするならば，患者自身は自分をコントロールできなくなっていることに対して無力感を覚えている可能性がある。どのように展開するかわからない病巣，通院と治療は必要とわかっていながらも，「決められた通りにしないといけない」生活は自律性を奪ってしまう。「体力を維持するためには休んでいいんだ」という思いは，自分自身をコントロールするためにも必要である。

ポイント

決して前向きでポジティブなのは望ましくない，というわけではない。前向きさが維持されているときは，エネルギーが湧いているときなので，それはそれで素晴らしいことである。ただ，前向きさはいつまでも続くわけではないため，そのようなときは「○○すべき」という思考よりも「△△したい」といった欲求を大切にする必要がある。おそらくこの場合は「"頑張るべき"と"休みたい"の格闘」だと思われる。

厚坊浩史

設定4.確定診断後②:病期告知後

「治療にはお金がかかるというが，自分は一番いい治療を受けられるのか，治療を続けられるのか」

【患者さんはなぜこう訴えたか】

患者はがんと診断された衝撃や不安の中で，治療，仕事，家庭に関して，重要なことを考え，判断・選択することが求められるが，そのようなストレス下では正しい情報を得て判断することが難しいことも多い。また，がん治療に対するイメージや誤解，情報不足などを理由に，このような訴えになると考えられる。

❶→「がんの治療にはお金がかかる」「がん治療には健康保険と別に医療費がかかると思っていた」「健康保険の制度があると聞いたけれどよくわからない」「高額療養費制度のほかに経済的な負担を軽減する制度はどんなものがあるか？」

❷→「"標準治療"を受けるより最新の医療である"先進医療"のほうが治るのではないか」「"自由診療"のような高額な医療費を払う治療のほうがより効果があるのではないか」

【患者さんへのアプローチとそれに関係する考え方】

がんと診断されたばかりで不安が大きく，病状や今後の治療について整理ができていない状況では，患者も家族も正しい情報の収集は難しいことも多い。
がん診療連携拠点病院にはがん相談支援センターが必ず設置されており，がん診療連携拠点病院以外の多くの医療機関でも，ソーシャルワーカーがいる部署を設置している。利用できる制度や必要な準備などを相談員や専門家から話を聞くことで，何が必要なのか，優先順位は何かなど整理することができる。正しい情報を得て，治療選択における自己決定ができるよう専門部署につなげていけるとよい。

❶→日本の医療制度は，"国民皆保険"であり，公的医療保険で保障されている。このことは医療者にとっては当然のことであるが，患者は知らないこともある。働く世代のがん患者にとっては，治療の内容により仕事に影響することも経済的な不

表1　利用できる支援の例

高額療養費制度・高額療養費限度額適用認定証	・年齢や所得に応じて，同一の月に同一の医療機関で支払った医療費の自己負担限度額を超えた分について，申請により保険者（健康保険組合，全国健康保険協会，国民健康保険など）から支給される保険給付。 ・還付されるまでに，通常受診月から3カ月程度かかり，立替の負担がかかる。マイナンバーカードの健康保険証（マイナ保険証）を利用することで，医療機関や薬局の窓口での高額療養費の限度を超える支払いは不要となる。マイナ保険証を利用せず，医療機関や薬局の窓口での支払いに対して限度額適用を受ける場合は，加入している健康保険の保険者より高額療養費限度額適用認定証の交付を受け，病院の窓口に提示が必要となる。 ※70歳未満の高額療養費の自己負担限度額は後述の**ポイント❶**参照
加入している健康保険組合の付加給付	・一部の健康保険組合では，法定給付のほかにさらに被保険者の医療費の負担を軽減する独自に定めた給付がある場合がある。
傷病手当金	・病気や怪我の療養のために仕事に就くことができず，休みが3日以上連続し，給料が支払われない場合に，4日目以降に標準報酬日額の3分の2が通算1年6カ月支給される社会保険の制度。国民健康保険にはない。
障害年金	・納付要件を満たし，障害の程度が一定の基準以上の状態となった場合に受給できる年金制度のひとつ。初診日に加入していた年金により，障害基礎年金，障害厚生年金がある。
医療費控除	・1月1日から12月31日までの期間に支払った医療費が一定額を超えるときに受けられる所得の控除。支払った医療費が戻ってくるわけではないが，所得税や住民税の節税となる。

安につながる一因となっている。

「当院で行う治療は健康保険が適用され，高額療養費の対象です。高額療養費制度やその他利用できる制度について，ソーシャルワーカーから話を聞いてみませんか」と提案し，不安が軽減できるような支援につなげていく。利用できる支援には**表1**のようなものがある。

❷➡「"標準治療"とは，科学的根拠に基づいた観点で，現在利用できる"最良の治療"のことです。"標準"と聞くと，当たり前の治療でもっと他に効果がある治療があると思う方も多いのですが，多くの患者に行われることが推奨される治療のことです」「"先進医療"は，効果や安全性を科学的に確かめる段階の高度な治療ですが，現在保険診療として認められていない治療です。実施できる医療機関が限定されています。すべてのがんに該当する先進医療があるわけではありません」と，"最新"や"高額"の治療が，"最良・最善"の治療とは異なることを，患者・家族に説明する必要がある。

書籍やインターネット等で情報収集し，"自由診療"の治療に期待を持つ患者・家族には，頭ごなしに否定はせず，自由診療を行いたい理由や気持ちを聞いた上で，次のことを説明する。

- 自由診療の治療は効果が確立されておらず，安全に治療を受けられるかわからないこと
- 費用が非常に高額となること
- 自由診療を行っている多くの医療機関には入院設備がないこと
- 標準治療を受ける機会を逃す可能性があること
- 自由診療の治療を行う場合は，医療機関によっては健康保険の適用となっている治療との併診ができない可能性がある。その場合，通院している病院での診療が終了となるかもしれないので，主治医とよく相談すること

自由診療の治療への期待が高い場合は，セカンドオピニオンで実際に自由診療の機関に話を聞きに行くことも患者・家族が納得した治療の選択のプロセスのひとつとなる。セカンドオピニオンに行く場合は，治療の内容や費用のほかに，自由診療での治療中の体調不良時の対応や連携している医療機関についても確認するように伝えている。

ポイント❶

高額療養費の自己負担限度額（70歳未満）は**表2**のようになっている。

表2　高額療養費の自己負担限度額（70歳未満）

所得区分 健保：標準報酬月額 国保：年間所得（旧ただし書き所得）		ひと月あたりの自己負担限度額	4回目以降* の限度額 （多数回該当）
ア	年収約1,160万円〜 健保：83万円以上 国保：901万円超	252,600円＋ （総医療費－842,000円）×1%	140,100円
イ	年収約770〜約1,160万円 健保：53万〜79万円 国保：600万〜901万円	167,400円＋ （総医療費－558,000円）×1%	93,000円
ウ	年収約370〜約770万円 健保：28万〜50万円 国保：210万〜600万円	80,100円＋ （総医療費－267,000円）×1%	44,400円
エ	年収〜約370万円 健保：26万円以下 国保：210万円以下	57,600円	44,400円
オ	住民税非課税	35,400円	24,600円

＊直近12カ月以内に3回以上上限額に達した場合

ポイント❷

高額療養費制度があるとはいえ，進行度によっては長期にわたる治療のため継続的に医療費の支出があり，患者・家族の負担となる。がんと診断されても，すぐに仕事を辞めず働き続けることは経済的な不安の軽減につながる。就労しているがん患者には，主治医から「早まって仕事を辞めないように」と伝えてほしい。

就業継続する上で就業上の配慮が必要な場合は，職場での望ましい配慮に関して医師に意見書を書いてもらい事業所と話し合うことも必要となる。

社会福祉士や看護師などの両立支援コーディネーター（厚生労働省の定めた両立支援コーディネーター養成の研修カリキュラム等を修了した者）が，治療と仕事を両立できるよう支援しているがん相談支援センターなどの病院内の相談窓口と連携が図れるとよい。

ポイント❸

2024（令和6）年12月2日以降，マイナンバーカードを健康保険証（マイナ保険証）として利用する仕組みに移行し，新たな健康保険証の交付は終了している。

マイナンバーカードを取得している場合は，健康保険証利用を申請・登録し，医療機関や薬局の専用機器で受付することでマイナ保険証として利用することができる。

現行の健康保険証は2024（令和6）年12月2日時点で有効な健康保険証は最長1年間引き続き利用可能である。

マイナンバーカードを取得していない方，マイナンバーカードの健康保険証の利用登録をしていない方には，現行の健康保険証の有効期限内に，加入している健康保険の保険者より送付された「資格確認書」で受診が可能である。

参考文献

- 厚生労働省：高額療養費制度を利用される皆さまへ．
[https://www.mhlw.go.jp/stf/seisakunitsuite/bunya/kenkou_iryou/iryouhoken/juuyou/kougakuiryou/index.html]
- 厚生労働省：マイナンバーカードの健康保険証利用について．
[https://www.mhlw.go.jp/stf/newpage_08277.html]
- 日本年金機構：障害年金．
[https://www.nenkin.go.jp/service/jukyu/shougainenkin/jukyu-yoken/20150401-01.html]
- 全国健康保険協会：傷病手当金．
[https://www.kyoukaikenpo.or.jp/g3/cat320/sb3170/sbb31710/1950-271/]
- 国税庁：No.1120 医療費を支払ったとき（医療費控除）．
[https://www.nta.go.jp/taxes/shiraberu/taxanswer/shotoku/1120.htm]

- 厚生労働省：先進医療の概要について.
  [https：//www.mhlw.go.jp/stf/seisakunitsuite/bunya/kenkou_iryou/iryouhoken/sensiniryo/index.html]
- がん情報サービス：免疫療法 もっと詳しく.
  [https：//ganjoho.jp/public/dia_tre/treatment/immunotherapy/immu02.html]

宮城八重子

設定4．確定診断後②：病期告知後

「家族や支援者，会社にも気を遣わせている。どうすればいいか」

【患者さんはなぜこう訴えたか】

　家事も仕事も，健康と同程度かそれ以上の価値を感じながら遂行されてきた患者は多い。家族のため仕事のために，自己犠牲的な発想があったのかもしれない。こういうタイプの患者は，まっすぐな責任感と使命感ゆえ，治療を受けて以前と同じようなパフォーマンスや生活スタイルに戻らないと，家族や職場に迷惑をかけてしまうという思いが相当強い可能性がある。

【患者さんへのアプローチとそれに関係する考え方】

植え付けられた価値観を変えてみる

　少し規模の大きい話になるが，日本は高度経済成長を経て大きく成長した。その際に国民に流れていた思想は「頑張れば明日は拓ける」であろう。戦後のみじめな姿から立ち上がり，復興と成長を同時に成し遂げた美しい姿は，おそらく何物にも代えがたいアイデンティティーとなっているであろう。言い換えると「選択肢はすべて頑張るの一択」であり「立ち止まる，弱音を吐くことは不要」といった価値観を体現してきた世代がある。その世代のおかげで我々の生活は裕福になったことは事実であるが，一方で「休み方を知らない，周囲への頼り方を知らない」といった側面も表面化している。

　本来，困難な出来事は皆で協力しながら進めていく必要があるが，そういう行動や発想に対して「甘えている」と罪悪感を植え付けられている方も決して少なくない。つまり周囲に負担をかける＝自分の存在価値が下がってしまう，という発想に至ることもある。人を頼ることができない背景には，こういった風潮による学習が影響していることがある。つまり「頑張っても明日が報われるとは限らない」という発想に慣れていないのである。

責任感や使命感が強い場合，周囲からの期待に応え続けることが自己評価に直結することが多い。もともと求められている役割が遂行できないときに，人並み以上にストレスを抱えてしまう。しかし考えてみれば，がんに罹患することは誰にでも可能性があり，誰かが何かが悪いわけではない。おそらく患者に「あなたの身近な人が同じ状況にあったらどうしますか？」と尋ねると，「そこまで無理しなくていいと伝えます」と，できれば自分に向けてほしい言葉を発するだろう。

上記の点については，そもそも人をどう頼るかを教わっていないため，急に実現することは困難である。その際，心理教育としては以下のポイントが挙げられる。

- 今までは忍耐力を求められたが，今後は援助希求能力（助けてほしいと周囲に伝える力）が必要になる
- 周囲に頼る際，謝罪ではなく感謝を伝えることが重要

周囲や企業の立場になってみる

また，企業にとっては，病気治療中・療養中の患者を会社がサポートすることは他の社員に対して非常に良い影響があるということを患者に伝えることも有効である。「この会社は簡単に社員を見捨てない」「この会社は治療中の人に寄り添ってくれる」といった，他の従業員が会社に対する信頼感を高める側面があるからだ。

周囲の状況

一方で，周囲を頼ることができない理由が，患者本人の要因だけではないケースもある。たとえばサポーティブではない家族や職場の場合，基本的には「自分のことは自分でやる」といった考えに基づいている。面倒を見る余裕がない，そもそも症状や身体のことを理解していない，する気がないといったケースもある。

まずは周囲に対して，患者が状況確認と説明を行ってみる価値はあるだろう。患者が周囲に気を遣わせないように気丈にふるまっているあまり，周囲が困惑して気を遣ってしまっているということもある。まずは現状を共有し，患者ができることやできないこと，助けがあればできることや先延ばししたほうがよいことを話し合うことも効果がありそうだ。

この場合でも，前述したように少し客観的な視点を持てるように投げかけてみるとよい。客観的な視点は自分ひとりでは持ちにくいが，少し考えるきっかけがあれば少し冷静になれることもある。

注意点

「ちゃんとしないといけない」と発言する方は，大変生真面目な性格なのであろう。もしかすると生活全般にも「完璧」を求めてしまう，つまり根底には「物事をぬかりなく丁寧に仕上げ切らないと認めてもらえない」といった思考があるのかもしれない。性格というのは常に表裏一体である。たとえば，社会適応が良いときには"几帳面"という評価を得ているが，裏を返せば"手を抜くことができない"という性格となる。

病気治療後には「元の自分に戻らないといけない」という考えを持つことでかえって苦しみを覚える方がいる。もちろん元の自分に戻れる可能性は持ち続けたいが，一方で新しい自分を構築せざるをえない。このときに「性格を変えましょう」と伝えてしまうと「やっぱり私が悪いんだ」と自責的になる可能性が高い。「今までの良さが，今は裏目で出てしまっているようですね。頑張ることが持ち味ですが，人に頼ることができるとより柔軟な性格になっていけそうですね」と伝えていきたい。

厚坊浩史

周囲に迷惑をかけているという自責的な考え方は，うつ状態が強まったときに生じやすい。病的な自責感ではないか注意する必要がある。また，良い職場環境だけではないので，職場によっては，過去に職員が病気で休んだときに「休まれたら迷惑だ」などと上司が言っているのを患者が見てきた可能性がある。そのようなことが周りを気遣う理由となっていないかも検討したほうがよい。

Dr.宮岡からの一言

設定5. 積極的がん治療開始後①：治療初期

「こんなにつらいなら治療しなきゃよかった。でもやめる勇気はない。どうしたらよいかわからない」

【患者さんはなぜこう訴えたか】

　患者は混乱する状況の中で，治療選択を求められることになる。薬剤名やおおまかな治療スケジュールは説明されるが，その対処までを短い診察時間での説明だけですべて理解することは難しく，具体的な状況がイメージできていない場合もある。

　また，説明は受けていたとしても，治療のネガティブな側面は特に記憶に残りにくく，具体的なイメージがついていない場合がある。あるいは，そんなネガティブなことは自分には起きないはず……と考えることで不安に直面することを避け，自分のことと受け取ることが難しい場合も少なくない。

　さらに，治療を受けることで生じる副作用や合併症については，それらを理解して治療の意思決定をするために，発生率が少ないものでも重篤になりうるものがあれば丁寧に多数説明されることも多い。それにより，副作用や合併症についての不安が強くなり，症状への閾値が低くなっている場合もある。その状況で実際に治療が始まると，副作用や合併症が生じた際に，動揺したり後悔する。時には「聞いていない」と怒りが生じる場合もある。

　一方で，治したい気持ちはあるため，容易に治療をやめる選択もできず，両価的な思いが生じ，表題のような訴えになると思われる。

❶→頭ではわかっていたつもりだったが，実際に体験したら想定よりも大変だったことの衝撃

❷→今後のことをイメージできないまま，治療の流れや副作用・合併症の理解が不十分であることによる混乱

【患者さんへのアプローチとそれに関係する考え方】

❶→ まずは今の状況への理解を示し，どうすればいいのかと混乱することも当然であると保証する。「こんなはずではなかった」「治療しなければよかった」「治療をやめたい」といった消極的な発言は，病院に来ている患者にとっては話しにくい話題であり，打ち明けると医療者からは「治療したほうがいい」と言われるだろうと考えてしまう。それでも思いを話してくれた患者に対して，労い・感謝の言葉をかける（「お気持ちをお聞かせいただき，ありがとうございます」など）。

治療の最初の段階だからこそ，率直な思いや意見は表出してよいことや，この先もサポートが必要なときに医療者を活用してよいことを知ってもらうことは大切だろう。その上で，具体的な不安や心配ごと，気がかりについて尋ねる（「もしよろしければ，もう少しお話を伺ってもよいでしょうか」など）。それにより，他者と話す中で，患者が自らの不安や悩みを認識できることにつながる。

❷→ 患者本人の言葉で語ってもらうことで，理解度やその内容を確認する（「治療についてどのような説明を受けましたか」など）。それにより，何がわかっていないのか，誤解がないかも確認する。治療や有害事象への対処について，誤解や情報の不足がある場合は，生活の変化に対処できるように，必要な情報を提供する。具体的な治療の手順や予期される有害事象やその対策が理解できることで，不安の低下につながる。

患者によっては，苦痛は耐えなければならないと考えている場合もあるため，「苦痛を訴えてもよい」ことの保証が重要だろう。患者の状況によっては，タイムリミットや条件を確認して，時には治療に向かう心身の状態が落ち着くまで，治療を待つことができないか，主治医に確認することを提案することも必要となる。

注意点

がん患者が不安を抱えていることは一般的であり，多くの場合は脅威に対する適応的な行動である。ただし，非適応的な不安に対しては，適切に対応することが必要となる。説明を行っても同じ話を繰り返す，言葉で表現をするのが難しい，不安の訴えや決められない状況が2週間以上など長期に続く，動悸や筋緊張などの症状を伴うなどの場合は，急性ストレス反応やうつ状態，パニック症状など精神症状の影響を受けていないか注意が必要である。また，説明を重ねても意思決定が進まない背景には，自身の気がかりにこだわる性格，発達の特性がある場合や，認知機能低下が生じている可能性を視野に入れて評価を行う。

酒見惇子

設定5．積極的がん治療開始後①：治療初期

2

「何のために治療をしているのかわからない。もう治療はやめたい，死にたい」

【患者さんはなぜこう訴えたか】

「何のために治療をするのか」というテーマについては，一義的な回答を見出すことは困難である。医学的にはがんという病気をコントロールすることが目標になるだろう。一方で，コントロールすることで得られるものがある。それは患者にとっての有意義で大切な時間を指す。おそらく患者はそのあたりの具体的な目標やイメージから遠ざかってしまっている恐怖を持っているのであろう。もしくは治療に伴う生活への影響に苦しんでいるかもしれない。

【患者さんへのアプローチとそれに関係する考え方】

治療の経過が悪い場合：今までの治療の振り返り

「サンクコスト効果」という言葉がある。お金や労力，時間を投資した結果，たとえ今後のコストがメリットを上回っても，同じことを続けてしまう傾向のことである。治療は，開始すると（明らかな体力低下や症状悪化時は別だが）やめ時は難しい。患者は今まで治療に費やしてきた時間・エネルギー・費用が無駄にならないかどうかを恐れているため，サンクコスト効果の思考パターンに陥っている状態で一番大事なことは，どう仕切り直しをするか，である。

医療者としては，今までの治療には非常に意味があり，有意義なものだったことをいったん共有する必要がある。つらい治療に耐え，不安を抱えながらも通院されたことを十分に労い，その頑張りがあったからこそ今の時間があるということを伝えたい。その上で「あなたにとって本当に大事な時間とはどういうものか」と，患者と一緒に考えていく必要がある。近年ではSDM（shared decision making：共同意思決定）と言い，「医療者と患者が協働して，患者個人の関心・嗜好・目標・価値観に沿った，患者にとって最善の医療上の決定を下すに至るコミュニ

ケーションのプロセス」と言われている。ここを深めていく際に重要なのは，"患者にとってどのような生活が幸せなのか"という点である。

たとえば家族からは病気の改善治癒をめざして治療の継続を勧められることもあるだろう。その際，患者にとっての幸せのイメージが家族に共有できるようにしたい。もちろんすべての家族が同意するわけではないが，本来は患者が望む幸せを実現する以上の要求は存在しないものである。

しかし，患者から「治療をもうやめたい」と話すことは，荷が重いことでもある。医学的妥当性と患者の要求にミスマッチが生じている際には悩ましいが，医学的にも治療の継続が困難であると判断できる場合には，「治療をやめたいと思うことはありますか？」と，医療者から具体的に投げかけることは有効である。

治療の経過は悪くないのにドロップアウトを考える背景

一方で，治療の経過は決して悪くない中で表題のような発言が出てきた場合は，少し心配である。治療を続けることによるストレスが蓄積し，疲労が抜けにくく，落ち込みが強くなっている可能性を考えたい。たとえば，毎日自宅や病院で泣いてばかりいるか，生活に支障が出ており楽しみや喜びを感じることができなくなっているか，等を尋ねてみる必要がある。精神医学的には，意欲が下がったり，自分を責める気持ち，楽しみを感じることができない状態が2週間以上続き，生活に支障が出ている状態を"うつ病"と呼ぶ。うつ病であれば，精神科が力になってくれる。抵抗がある診療科かもしれないが，最近はがん患者を専門に診てくれる精神科（精神腫瘍科/サイコオンコロジー科）が少しずつ増えている。

また，うつ病ではない状態であれば，ストレッサーから意識を外す質問が有効である。人間は必ず"ストレッサーをはじき返す"方法を持ち合わせている。それは私たちが自覚，意識していることばかりではなく，むしろ意識していないことのほうが多い。たとえば，つらいときに思い切り泣く，弱音や愚痴を言葉にするといった方法は"ストレスをはねのける方法"として有益である。"今の自分の支え"に気付いてもらえることもまた非常に有効である。

がん罹患当初は，病気を改善することを目的とした治療を受ける。しかし時間が経つにつれて，実は治療は生活を営むために受けていることを実感する患者は多い。治療を受けることで得られたものは何であったかを尋ねてみるのもよいだろう。少し心身が安定した際に，再度"治療を受ける意味"を考えてもらうことで，患者が自分は何のために治療を頑張ろうと思っているのかを確認できるとよさそうである。

厚坊浩史

設定5. 積極的がん治療開始後①：治療初期

「副作用が心配」

【患者さんはなぜこう訴えたか】

　薬物療法に関する副作用は，治療開始時に主に主治医から説明を受ける。その数の多さに圧倒され，いつ自分に生じるのかとビクビクしている患者も少なくない。また，注意事項やケア情報などの説明を受け，圧倒されている場合も多い。その場合，情報を整理して理解することが難しくなり，「何がわからないのか，わからない」状態に陥っている場合がある。

　また，"賢い患者"であろうとしたり，質問してはいけないと思っていたり，わからないことや必要なことは過不足なく医療者から説明が受けられ，察してもらえるだろうと考え，医療者に自ら訴えない患者も存在する。

　さらに，がん治療はつらい，命にも関わる危険なものとのイメージに加え，嘔吐を繰り返す姿や術後長期臥床しているなど，ドラマや映画で描かれる患者像をイメージしていることも多い。また，親族や知人などにがん治療経験者がいる場合，病状や治療状況，治療時期などが異なっていても，そのとき見聞きした情報をもとに患者像をイメージしている可能性がある。特に，苦痛が強い場面を見ていると，副作用の心配につながりやすい。

　その他，手術や薬物療法導入目的で入院しているときは，いつでも何かあれば医療者に訴えることができ，相談することができる。しかし，退院後に孤立感や不安をもつ患者は少なくない。

❶➡治療全体をとらえることが難しいことによる漠然とした不安
❷➡医療者への遠慮
❸➡患者の持っている副作用のイメージが，医療者のとらえているものと異なる可能性
❹➡副作用への対処ができないのではないかとの不安

【患者さんへのアプローチとそれに関係する考え方】
❶−❹共通
- ➡誰しも経験のないことを理解することは難しいことから，圧倒される思いや副作用出現に対する心配など，患者の思いを傾聴し，そう思うことはもっともであることを保証する。

❶➡治療内容や副作用について，どのように説明を受けているのか，どのようにとらえているのか，患者に直接質問して確認する。誤解があれば修正することで気がかりが解消される可能性が高い。また，一度に説明すると記憶にとどまらず混乱が生じる場合もあるため，患者の理解の程度や情報処理能力を判断しながら，必要に応じて複数にわけて説明する。イラストなどわかりやすい説明が掲載されている冊子の活用や書面に書いて渡すなど，あとで見て確認できるように配慮できるとよいだろう。

❷➡医療者は，質問がなければ患者が理解や了承したものととらえがちだが，患者側は遠慮したり，どうすればよいかわからず戸惑っている場合も多い。医療者からも定期的に声かけを行い，理解の確認とともに質問できる関係性を築くことも大切である（「困っていることはないですか」「気になることがあれば質問して下さいね」など）。

また，理解が不十分な場合は説明を行う必要があるが，その際，治療に関することであれば医師，薬剤の特徴や支持療法の内容については薬剤師，ケアの方法であれば看護師など，必要な情報の内容に合わせて専門職に相談したり連携できることを伝えることも安心につながる（「内服抗がん剤の副作用や対処は，処方箋を受け取る際に薬剤師に質問してもらってもいいですよ」など）。

❸➡患者の持つがんに対する考えや経験を，一度確認しておくことは大切だろう（「身近な方でがんの治療を受けた方はおられますか」など）。

❹➡初回治療時は未知の体験から緊張や不安が強くなるが，それは患者の多くが経験することだと伝える。そうすることで，患者は「自分だけが弱いのではない」と感じられ，安心につながる。その上で，出現可能性の高い副作用の内容や時期，その対処の方法を伝え，見通しを持てることも大切である（術後のむくみが引いてくる時期，脱毛が起きる薬剤を終了してから再発毛や頭髪が生えそろう時期など）。
「薬物療法＝悪心・嘔吐」と認識されやすく，がん薬物療法を連想させる病院に近づいたり医療スタッフに接しただけで悪心・嘔吐を示す患者もいる。制吐薬をはじめとした支持療法の改善，制吐薬も様々な種類があると伝えることで安心感を

持ってもらう。

また，治療中は緊張や不安が強くなる場面が多々ある。過去に患者が取り組んで緊張がほぐれた対処法を尋ねたり，一緒にリラクゼーションの練習を行い，ある程度症状を自分でコントロールできる感覚を持ってもらうことも大切だろう。そのほか，脱毛や色素沈着，手術による瘢痕といった外見の変化により，自尊心が低下し，周囲とのつながりにも変化が生じる可能性もある。ウィッグなどを準備しておくことで，社会とのつながりを保てる感覚をもってもらうことも必要である。ひとりで苦痛に耐えなければならないと感じている患者も多いことから，連絡方法や連絡先を伝えておく必要がある。

注意点

治療中にみられる不安や抑うつの多くは，治療に伴う合併症や副作用といった身体的苦痛に伴う二次的な精神症状のことが多い。まずは身体的苦痛の評価と症状緩和が重要である。睡眠障害や食欲低下，身体活動の低下，ケアや治療に消極的であること，楽しい経験に対する反応の減少，否定的な考え方や悲観的な思考など，がんやその治療の副作用として生じる症状が，精神的苦痛が強い場合に生じる症状である点にも注意する。症状の有無や変化を確認して（「最近，夜は眠れていますか」「同じ治療をされる方は食事が進まないことがよくあると話されることが多いのですが，いかがですか」など），身体的苦痛の症状が取れたにもかかわらず，抑うつや不安が残っている場合は，うつ病を考える。

酒見惇子

設定5. 積極的がん治療開始後①：治療初期

「治療が続けられるのかが不安」

【患者さんはなぜこう訴えたか】

　告知を受けたり治療の説明を受けた段階では，わかった気になったり，治療のモチベーションが高いため，細かな状況には目が向いていない場合が多い。ただし，実際治療が始まる段階となると，告知直後には気が回らなかった現実的な問題に直面する。

　自分が入院している間の家事は誰が行うのか，子どもの習い事の送り迎えや高齢な親の介護は誰が行うのかといった，家庭内役割の調整が必要となる。共働きや近くに手伝える親族がおらず，公的な制度を利用しようとしても難しい場合などは，調整がつくまで治療が開始できないケースもある。

　また，就労可能年齢でのがん罹患も多く，仕事を休むのか継続するのかなど，仕事と治療の両立に関連した悩みが浮上することも多い。経済面についても，医療費の制度を知らなければ，一度の治療で多額の医療費がかかると考え，治療選択ができないと混乱したり，医療制度を活用しても長期的に治療が続く場合，医療費の支払いが困難になる患者もいる。また，手術さえ受ければ治療が終了すると考え，とりあえず1カ月仕事を休むことにしていたが，術後補助化学療法が必要と説明を受け，仕事復帰の不安や，一定期間治療が続くならば医療費はいくらかかるのだろうと，急に不安になって慌てる人も多い。

❶➡時間の経過や治療計画が進むことで，自分の身に起きた現実的な問題として認識できて初めて直面する動揺や不安

❷➡動揺する中での社会生活や日常生活の調整と再適応

❸➡短期的な問題と長期的な問題の混在

【患者さんへのアプローチとそれに関係する考え方】

❶➡初診時のスクリーニングの実施や仕組みづくりが進んでいる施設も多いかもしれないが，患者は，初診時や告知時の気がかりと，治療開始時の気がかりが異なる

92

可能性がある。また，入院前はそこまで想定していなかったり気が回らなかったが，退院するときに今後の生活がイメージできず，不安が強くなる場合もある。定期的に困りごとはないか，確認と声かけが必要だろう。

全国のがん診療連携拠点病院や小児がん拠点病院，地域がん診療病院には，がんに関する相談窓口として，がん相談支援センターが設置されている。2022年のがん診療連携拠点病院の整備指針では，「外来初診時から治療開始までを目処に，がん患者およびその家族が必ず一度はがん相談支援センターを訪問（必ずしも具体的な相談を伴わない，場所等の確認も含む）することができる体制を整備すること」が望ましいとされており，治療に備えた事前の面談や準備のフローに組み込む等，診療の経過の中で患者が必要とするときに確実に利用できるよう繰り返し案内を行うことが求められている。説明時には必要性が感じられなくとも，誰かに相談したいと思ったときに相談できるよう，がん相談支援センターなどの相談窓口を紹介することが必要だろう。

❷➡治療の安定した継続には，身体面の問題だけでなく，心理社会的な問題も大きく影響する。患者にとって，治療の概要が理解できなければ，社会生活や日常生活の調整と再適応は難しい。医療者は，治療計画や予想される副作用について，わかりやすく説明し，文書化することが望ましい。また，家族構成や仕事の内容，患者が大切にしていることなどを質問することで，「患者」としてではなくその人自身を知ることにつながる。そして，患者にとっても，心理社会的な気がかりを医療者に話してもよいとのメッセージにもなる。

❸➡治療の全体像やスケジュールを把握できることで，見通しが持てて，治療に安心して向き合うことができるようになる。一方で，大小様々な問題が山積し，何から進めていけばよいのか混乱した結果，治療意思決定に時間を要したり，急な治療中止の申し出につながる場合もある。今何が必要なのか，今後どのようなことに注意が必要かなど，短期的な問題と長期的な問題との整理が必要だろう。

問題点

患者は，不安から過剰に行動を制限してしまったり，逆に「元の自分に戻らなければ」と過剰に頑張りすぎてしまう人もいる。さらに，体調の波とともに精神面にも波が生じる可能性があることから，悲観的な発言が続く場合，抑うつ症状がないか確認が必要だろう。

酒見惇子

設定5. 積極的がん治療開始後①：治療初期

「周囲に気を遣わせてしまっている」

【患者さんはなぜこう訴えたか】

　患者にとって，周囲（勤務先・家族・サポーター）が心配し，気を遣ってくれていることは伝わっており，感謝とありがたい思いを抱いている。だからこそ，不安になったり気弱になっている姿は見せたくないと考え，平静を保とうとすることも多い。その姿を見て，余計に周囲は「わかっていないのではないか」と心配して，繰り返し病状説明の機会を求めたり，力になりたいからこそインターネットや書籍で情報を集めて取り組むよう積極的に働きかけてくることも多い。このようなやり取りを繰り返すことで，「心配や迷惑をかけてはならない」と考え，家族や周囲の人とのコミュニケーションを自ら断つ患者も少なくない。

　一方で，「腫物を触る」ように扱われていると感じ，気を遣われることが余計に負担に感じる患者も多い。周囲に気を遣わせまいと，努めて明るく振舞ったり，常に前向きで建設的に取り組まなければならないと気負っていることも多い。

❶→患者と周囲との温度差
❷→周囲の反応を気にするあまりの遠慮や気負い

【患者さんへのアプローチとそれに関係する考え方】

❶→患者は本人なりに，どのように治療したいということや生活のプランがある。また，問題や課題への取り組み方は人それぞれである。患者自身，これまで様々な人生の課題や困難な事柄を乗り越えてきた経験があることから，患者の課題への取り組み方を確認することは重要だろう。これは，治療開始時だけでなく，これからの治療・療養を支えていくためにも必要なプロセスである。

　また，心配をかけないために，治療の経過や医師の説明を患者が家族に伝えようとしても，それが不十分な説明だった場合は，周囲の不安が強くなることもある。病状や治療については，医療者から伝えることで，患者の負担や心労は軽減できるだろう。さらに，心配する周囲と心配をかけたくない患者で意見の相違が生じ，コミュニケーションを途絶してしまうケースもある。必要ならば，外来や相談窓口など，

医療者が第三者として立ち会う場面で話し合うことで，誤解がとけたり相手の立場や考えへの理解が深まる可能性がある。そのほか，患者にとって初めての経験であることと同じく，周囲にとっても身近な大切な人ががんに罹患する経験は初めてであり動揺する。周囲にとっても患者の変化や状況を受け入れるための時間が必要であることを伝え，大切な人こそ，時間が経てばまた関係性が再構築されるかもしれないことを伝えることも大切だろう。

❷→周囲の意見の強さに押されたり，周囲の反応を気にするあまり，患者自身の治療への思いや意向がつかめずに治療が進んでしまう場合がある。特に，がんになったことで周囲に迷惑をかけていると感じている場合は，自分の気持ちや意見を抑えて周りに合わせてしまうことになりやすい。しかし，この状況はストレスの原因にもなる。患者はどうしたいのか，という視点を大切にして，「ご家族のことを大切にされているのですね。今日は，あなた自身のご意見も伺いたいです」と発言を促すことも大切である。

また，患者は"前向き"であることを重視したり，そうあらねばならないととらえていることで，「いつも前向きな考え方ができない」と自分を責めている場合もある。気持ちに波があることは当然であることを保証し，他者に相談したり頼ることは精神的に弱いのではなくむしろ強さであることを伝え，相談窓口の紹介や精神科の紹介を行う（「身近な周囲の方々に見せたい『自分のありかた』を保つためにも，医療者など第三者には弱音を吐いたり相談してみてはどうでしょうか」など）。

注意点

患者自身の自責感や申し訳なさ，悲観的な発言の背景に，うつ病エピソードが存在する可能性を検討する。

周囲にとっては，病気のサインを見逃していたのではないかとの自責感や，困っている人を前にして何かしなければとの思いから，気を遣うことで不全感を埋める心理的な反応をしている可能性がある。家族など，周囲の人も「第二の患者」として，精神的苦痛を抱えていないか意識し，声かけやがん相談支援センターなどの相談窓口の紹介をすることも重要である。

医療者の意図していない発言や非言語的な反応に敏感になり，一喜一憂してしまう患者は多い。患者にとっての「周囲」には，医療者も含まれていることの自覚も必要だろう。

酒見惇子

設定6. 積極的がん治療開始後②：治療維持期

「治療が続けられるか心配」

【患者さんはなぜこう訴えたか】

　誰もが希望をもって治療を受ける。しかし，治療期間が延びるたびに家族に家事の負担や心配をかけてしまうことに心を痛めたり，落ち込みが強くなってしまう方がいる。また，治療を受けることにより元々めざしたかった自分のイメージからどんどん遠ざかっていく，薄らいでいくことは恐怖でもあり，強い心配を覚えることであろう。その際，今後の治療に対する不安や恐怖心が沸き上がってくる。治療を続けるか中止するかどうかは，患者の意向と家族の意向が異なった場合，一度に決まらないこともある。

【患者さんへのアプローチとそれに関係する考え方】

希望を交えた話し合い

　治療の展望に対して医学的な説明に終始すると，治療の効果や副作用のバランス，長くない予後といった，どうしても厳しい現実を主軸にした内容となる。希望や期待を持たせてぬか喜びさせたくない医療者の気持ちがある一方，厳しい現状に相対する患者が持ちたいものは，現状を正しく知ること以外に，今持ちうることができる"希望"である。
　この希望というのは，決して規模が大きいものではなく，むしろささやかなもの，たとえば「しばらくは家での生活ができる」や「今まで通りに生活してかまわない」といった，明るい見通しのことを指す。言うまでもないが，私たちは希望がないと生きていけない。これは，治療に対して過剰な期待を抱くとか，難治性のがんに対して完治をめざすという現実的に困難な希望を指すのではない。
　ただし，患者に希望を率直に尋ねても「こんな状況で希望なんて持てない」と言われることだろう。そのように患者が未来に期待が持てないときに，医療者が使える話題は，過去の話だろう。患者の治療初期はどんな状況だったか，一番大変な治療はどれだったか，治療と生活の両立のために頑張ったことを一緒に振り返っ

てみる。そうすると「治療する側―される側」ではなく,「一緒に頑張ってきたパートナーシップ」が芽生えるかもしれない。その時間は,できることをやってきた,頑張れるだけ頑張った,という思いになるかもしれない。

眼前の希望と少し先の未来について話し合う

患者は過去や現在,未来に対する様々な思いを口にするかもしれないが,話の中に「大事にできなかった」という後悔が出てくることがある。実はそれが今後の希望になりえる萌芽であるため,「これからの生活は,それを大事にしていきたいですね」と声をかけるとよさそうである。それが多少現実とかけ離れていることであっても,「希望になりえること」について話し合ってみることは非常に有効である。

私たちは常にストレスを抱えており,それは自覚できることもあれば無意識のものもある。そして,知らず知らずのうちにストレスを対処している。精神科のカウンセリングでも,ストレス要因(ストレッサー)とその対処(ストレスコーピング)について考えることは非常に重要である。しかし,がんの治療においてうまくいかないことが続くと,ストレッサー(治療ができていない,生じているトラブル等)にばかり意識が向いてしまう。これを心理的視野狭窄状態と言い,心の視野が狭くなっている状態であり,今自分が何を支えにしているか,視界に入らない状況になっていると思われる。

次のような声かけが役立つかもしれない。

- 「今,あなたを支えてくれているのは何ですか?」「このしんどい状況の中で希望になっていることは何ですか?」
  この質問をするときに「これからの希望」と聞くよりも,「今の支えは何か?」という視点で尋ねてみるとよい。結果的に将来の希望を語るかもしれないが,多くの方は将来に悲観的であるため,今,ここで患者の支えになっていることを尋ねることに意味がある。
- 「自分のことを責めていませんか?」
  ある程度関係性ができている場合には使える質問である。自責感を語られたあとには「あなたは十分頑張っている」「あなたのせいではない」と,責任を逃がす声かけを行ってほしい。

厚坊浩史

設定6. 積極的がん治療開始後②：治療維持期

2

「勤務先に迷惑をかけ続けている」

【患者さんはなぜこう訴えたか】

　がんの疑い，または診断されてから治療が開始されるまでには，必要な検査のために複数回の受診を要したり，急な入院日の決定などで仕事に支障が出ることもあり，その都度上司や同僚に業務を代替してもらう必要がある。

　早期のがんの場合は，手術のみでその後は経過観察となることもあるが，手術前後の薬物療法や放射線治療を行うなど，長期に続く場合もある。

　通院・入院のための休暇取得や，治療による後遺症や副作用により罹患前のような働き方ができず，業務上の配慮をしてもらっていることで，責任感の強い人ほど以下のように「勤務先に迷惑をかけ続けている」と感じやすい。

❶➡「治療計画がなかなか決まらず，会社との相談が具体的に進まない」
❷➡「入院が急に決まって仕事を引き継ぐ余裕がなかった」
❸➡「復職をしたが，外来治療が始まり受診日や副作用が出たときには仕事を休むことも多い。上司や同僚に迷惑をかけていると思う。退職したほうがいいのではないか」

【患者さんへのアプローチとそれに関係する考え方】

　治療と仕事の両立や，勤務先とのコミュニケーション等に気がかりがある患者には，社会福祉士や看護師などの両立支援コーディネーター（厚生労働省の定めた両立支援コーディネーター養成の研修カリキュラム等を修了した者）が，治療と仕事を両立できるよう支援しているがん相談支援センターなどの病院内の相談窓口での相談を提案し，連携が図れるとよい。

❶➡「現在は治療方針を決めるための検査の期間で，具体的なことがまだわかりません。検査の結果によって，いくつかの治療計画があります。それぞれの治療の期間や，お休みが必要な期間は〇〇程度です。予定が変わる可能性があることも勤務先へ伝えておいて下さい」

　治療方針の決定までの期間や，病理検査結果によりさらに治療が追加となる場合

などでも，会社からどのくらい休みが必要かを聞かれ，患者の多くは同様の悩みを持つ。予測可能な範囲で，患者が会社と交渉できるような治療スケジュールを伝えられるとよい。

❷➡職場の方へ申し訳ないと思う気持ちをねぎらいつつ，「仕事をするためには，治療をし，体調を整えていくことが必要です。心配だと思いますが，まずは，治療を受け，復職後に恩返ししていきましょう」と伝える。

仕事の引継ぎが不十分であっても，部署内で対処できることも多くある。休職中にカバーしてくれた上司や同僚に感謝し，復職後には無理のない範囲から仕事での恩返しができるとよい。また，今回の機会をきっかけに，急な休みに備えて，業務マニュアルを作成しておくのも工夫のひとつとなることを伝えている。

❸➡「あなたが逆の立場で，同僚が同じように考えていたら，あなたはどうされますか？」と尋ねると，「負担は負担だが，お互いさまだと思う。治療や体調を優先してほしいし，無理のない範囲での仕事をしてほしい。退職はその先だと思う」と多くの患者は答える。そのような患者には，「勤務先の方も同じように思っている可能性も高いですよね。まずは，今ある仕事をできるだけ確実にやることと，その姿勢が大切なのではないでしょうか。勤務先の方には，その後ろめたさや申し訳なさを，"ありがとう"と感謝の気持ちで伝えられるといいですね」と，伝えている。

既に時間短縮勤務やテレワークなど業務上の配慮を受けていることや，仕事を休むことで業務の代行をしてもらっている上司や同僚等へ後ろめたさや申し訳なさを感じる方には，「受診のため休んだときなどに，職場に連絡を入れて困りごとの確認や感謝を伝えるなどの工夫をされている方もいますよ」と，事業所との具体的なコミュニケーションを提案することもある。

しかし，他の方が休んだときの経験から，業務を代替することの大変さや周囲の反応などを推測し，自身が配慮される立場での就業継続につらさを訴える方もいる。

休職や退職については，就業規則で定められている。規則に沿って職場の制度を利用しながら働くことは，労働者の権利でもある。働き続けたい希望を持つ患者が退職について考えている場合には，「今までは別の方を支援する立場で貢献されてきました。今の職場で働きたいという気持ちがあるのであれば，治療と仕事の両立について考えてみませんか？ 退職は選択肢のひとつとして残しておきましょう」「別の従業員が治療と仕事の両立が必要になったときに，あなたの経験が勤務先や別の従業員にとって良い前例となることもありますよ」と伝えることもできる。

ポイント❶
「迷惑をかけ続けている」と感じる患者がいる一方で,「何もしてくれない」「気遣ってくれない」などと勤務先への不満などを持つ患者もいる。事業所とのコミュニケーションを聞くと,患者自身の意向や求める配慮事項,不要な気遣いなどを伝えていないことも多い。"事業所の労働者"として働きやすくするためには,勤務先からの提案だけではなく,自らの発信や交渉も大切であることに患者自身が気づき,次の行動につなげられるような支援が必要となる。

ポイント❷
がん罹患の前から退職を検討されていた,がん罹患をきっかけに自身の人生の中で働くことの意味や優先順位に変化があったなど,退職の意向を持っている患者もいる。がん相談支援センターなどの病院の相談部門と連携を取り,患者の意向を支持し,見据える先の人生の選択に必要な支援を行えるとよい。

ポイント❸
厚生労働省は,「事業場における治療と仕事の両立支援のためのガイドライン(令和6年3月版)」を作成し,がんなどの疾病を抱える労働者に対して,事業所が適切な就業上の措置や治療に対する配慮を行い,治療と仕事が両立できるようにするための事業場における取組などを示している。両立支援の充実をめざし創設された「療養・就労両立支援指導料」は,患者本人と事業所が共同で作成した勤務情報提供書に基づき,主治医が,患者に療養上必要な指導を実施し,事業所に対して就労に関する主治医意見書(診断書)を提供した場合,また,主治医意見書(診断書)を提供した後の勤務環境の変化をふまえ,療養上必要な指導を行った場合に対して評価する診療報酬である。医療機関は,事業所が患者の状況に沿った治療と仕事の両立について検討できるよう必要な情報を提供し,患者と事業所を支援していく必要がある。

参考文献
- がん情報サービス:がんと仕事. [https://ganjoho.jp/public/institution/qa/index.html]
- 厚生労働省:治療と仕事の両立について. [https://www.mhlw.go.jp/stf/seisakunitsuite/bunya/0000115267.html]
- 厚生労働省:事業場における治療と仕事の両立支援のためのガイドライン(令和6年3月版). [https://chiryoutoshigoto.mhlw.go.jp/guideline/]

宮城八重子

設定6. 積極的がん治療開始後②：治療維持期

3

「家族（サポーター）に迷惑をかけ続けている」

【患者さんはなぜこう訴えたか】

がんになると，経済的，生活のサポート，心の支えなど家族や周囲のサポーター（以下家族等）の支援を得ながら治療を進めていくことが多い。「できるだけ家族には迷惑をかけたくない」「自分のために家族のお金や時間を使ってもらって申し訳ない」「家事や育児，介護ができなくなった」という気持ちになるのも当然であると考える。もともと人に頼ることが苦手な人ほど「家族（サポーター）に迷惑をかけ続けている」と感じやすい。

【患者さんへのアプローチとそれに関係する考え方】

患者が病院内の相談窓口を知る

「病院にはソーシャルワーカーがいます。今利用されている制度のほかに何か利用できる制度や工夫があるかどうか相談してみませんか」と相談窓口へつなぐ提案をする。

病院の相談室やがん相談支援センターのソーシャルワーカーは，患者の状況に応じて，利用可能な制度の整理や活用の提案，適切な相談窓口の紹介等を行っている。社会的苦痛のある患者には，患者が安心して治療を受けられる環境をつくることができるよう，ソーシャルワーカーなどの相談窓口があることを患者に案内し，相談を提案できるとよい。

治療が長期化する場合，患者が就労中で治療が仕事への影響がある場合は減収につながることもある。高額療養費制度の限度額適用認定証を活用し，病院への支払いが上限額までだったとしても，治療の継続により一定額の医療費の支出が毎月あり，家計の負担となり，家族への申し訳なさを抱えながらの生活となる。

高額療養費以外に加入している健康保険の付加給付や民間の保険の加入の有無，就業規則の確認や，傷病手当金の利用，その他の利用できる制度を窓口で確認・整理をする。

サポートが必要なことが具体的な場合には，食品・日用品のネットショッピング・宅配サービス，配食サービス，ファミリー・サポート・センター事業の子どもの預かりや送迎，シルバー人材サービスの家事援助サービスなど，患者本人や家族等の負担軽減につながる工夫ができるよう情報提供を行うことができる。

利用できる制度を知り，患者が自身でできる工夫を検討することで，負担感の軽減につながることがある。

家族（サポーター）との話し合いの提案

「体調によっては，今まで通りできることもあるはずです。体調をみながら手伝ってもらいたいことをご家族と相談してみませんか。落ち着いてきたら恩返ししていきましょう。まずは，心配されていることをご家族とお話されてみてはどうでしょうか」「ご家族にはできるだけ，申し訳なさを伝えるよりも"ありがとう"や"助かった"など感謝の思いを伝えていきましょう」と，患者自身ができること，手伝ってほしいことを家族等と話し合うこと，患者の気持ちを伝えていくことなど，家族等とのコミュニケーションを一緒に考えていく。

「家族に迷惑をかけ続けている」と感じている患者に，家族等と相談しているか問うと，「これ以上家族に心配をかけたくない」と考え，自分が抱えている懸念事項を家族等へ伝えられていないことも多い。

そのような患者に「もし家族があなたの立場で同じように感じていたらどう思いますか？」と尋ねると，「迷惑ではない」「家族のためにできることがあるならサポートしたい」と多くの患者は話される。

家族等に尋ねてみると，「大切な人の役に立ちたい」「家族の関係がより深まった」「会話が増えた」など，ポジティブな面を話す家族もいる。

家族等と相談できた患者から話を伺うと，家族から「そんなこと考えてたの？言ってくれればよかったのに」「工夫すればなんとかなるよ」「工夫を考えよう」など，協力的な態度や具体的な提案があって，素直に話してみてよかったと報告を受ける。

個々の家庭の関係や状況により協力が難しいことはあるが，患者・家族等が感じている不安については，患者−家族間で話題にし，患者の問題ではなく，家族の問題として共有し考えていくことが大切である。

家族内の役割変化の受け入れ

治療や治療の副作用の影響で，今まで担っていた役割の遂行が難しくなることがある。患者が家族の中で担っていた役割が担えないことに，申し訳なさや心苦し

さを感じることを労いながら，「もともとたくさんの役割を担っていたということですね。もし，今まで行っていたことができなくなったとしても，家族の中の"あなた"という存在がなくなるわけではないです。病気や治療をきっかけに家事分担を考える家庭も多いです」と伝えていく。

家庭内の役割・責任をひとりで負う必要はなく，自分の気持ちを切り替えていくことも，生活と治療の両立には必要であることに患者が気づけるとよい。

家族にとっても，新しい役割を担うことは，家族の一員である実感，大切な家族のために何かできることがある喜びを感じることができる体験ともなる。

「何も言わなくても家族がお皿を洗ってくれました。食洗器に入れるだけですけど。でも，今までそれも私任せだったから，気遣ってくれていることを感じました。つらいときには無理せずに家族を頼ってみようと思います」と話してくれた患者もいる。

はじめは役割の喪失感を感じたり，家族に託すことに抵抗があることもあるが，家族のありがたさや子どもの成長や自立を実感し，家族の中での役割の分担や変化を受け入れる力を患者やその家族は持っていると感じる場面である。

注意点1

子どもにとって家族に対するケアには前述の通り，子どもの成長や思いやりを育む等良い面もあるが，子どもにとって過度な負担が続くと，友達と遊ぶなどの子どもらしく過ごす権利への侵害，子ども自身の心身の健康が保持・増進されない，学習面での遅れや進学・就労への影響など長期的に影響がある。本来大人が担うと想定されている家事や家族の世話などを日常的に行っている18歳未満のヤングケアラーや18歳以上の若者ケアラーに対しても医療者は目を配り，必要に応じて病院内の相談室や，自治体の関連機関との連携を取れるとよい。

注意点2

家族の介護を行っていた場合，治療により介護に影響があり，他の家族にお願いをする，介護保険サービスの利用などを前もって家族や関係機関と調整する必要がある。患者が治療中に，どのようなことを周囲に依頼する必要があるかを考え周囲と相談・調整できるように，治療の内容やスケジュール，副作用などの説明を医療者も心がけていく。

ポイント

家族等は患者をサポートするために,気持ちを我慢してしまうことも少なくない。患者を支えるためには,家族自身の「こころ」「からだ」「くらし」を大切にしていくことが必要となる。がん相談支援センターや病院の相談部門では,家族等のつらさや困りごとに関しても支援している。

参考文献
- がん情報サービス.
  [https://ganjoho.jp/public/index.html]
- こども家庭庁:ヤングケアラーについて.
  [https://www.cfa.go.jp/policies/young-carer/]

宮城八重子

設定7. 積極的がん治療開始後③：再発後

「がんは治るって言ったじゃないですか？　どうして再発するんですか？　何かの間違いじゃないんですか？　納得できない。こんなに頑張ったのになぜ？」

【患者さんはなぜこう訴えたか】

　患者の訴えには，治療への大きな期待，副作用への恐れ，今後への不安に立ち向かってきた自身の努力や忍耐，周囲の支えへの配慮に基づく心理的負担が考えられる。

　がん治療における"完治"という言葉は，患者に希望を与える反面，誤解を生む可能性がある。患者は治療説明の段階で，医師や医療スタッフからの説明の中での"治療効果（全生存期間や，奏効率，長期生存例など）"の意味を，"完治・治癒"であると強い希望を抱いて解釈していたのかもしれない。さらに，"再発"によって，治療中の努力，生活習慣の改善，家族や周囲との関係性の再構築そのものが無駄であったと否定されたように感じる。

　この状況で患者は，不安，怒り，悲しみ，自己責任感といった複雑な感情を抱き，それが医療者に対する問いや非難という形で表出する場合がある。

【患者さんへのアプローチとそれに関係する考えかた】

　まずは，上記背景を理解し，①感情の受容と共感，②誤解の是正と説明，③患者の道程の肯定，④今後の方針の共有，を軸にして患者にアプローチしてゆく。決して医療者自身が自己防衛的な反応をするのではなく，患者の感情の表出に対応していくことが重要である。

　感情の受容と共感はとても大切で，「驚かれているんですね」「納得できないお気持ち，よくわかります」「私も残念です」といった言葉で，患者の感情を認め，受け止めると同時に医療者自身の気持ちも伝える。

　次に，誤解の是正と説明として，がん治療における"治療効果"の定義について明

確に再度説明し，治療目的は医学的には"治癒"を期待したいが，事実上，進行がんでは"延命（長生き効果）""症状コントロール""再発リスクの軽減"をめざすことが多いことを伝える。「がんには目に見えない細胞が残る可能性があり，それが再発の原因となることがあります」と具体的に説明していく。

さらに，患者の"道程の肯定"へのアプローチも大切であり「これまでの，あなたの頑張りや努力が無駄だったわけではありません。治療や生活改善が再発リスクを大きく抑えていました」と肯定して安心感を持ってもらう。

最後に，今後の方針の共有として，再発後の治療可能性，緩和医療などの方針を明確に示し，患者自身の意向を汲んだ，新たな方針について提示する。

問題点

医療者と患者間の認識のずれが大きな問題である。医療者が「治療効果」や「再発リスク」について説明しても，患者が「治る・治癒」ととらえ続けている場合がある。また，治療中の患者・家族への情報提供が一方的になり，患者の理解度・納得度を共有できていない可能性がある。このことは，感情面のケア不足につながり，再発時の衝撃や心理的負担に対して十分なフォローが提供できないことが多い。医師や医療チームに感情を受け止めるスキルやリソースが不足していることがあり，コミュニケーションスキルの向上に努めることが重要である。また，再発時の患者サポート体制が不十分な場合，必要な情報や支援がすぐに提供されず，患者の不安や不満がさらに増幅することがあるので，注意を要する。

ポイント

患者の感情を共有し，それに対応するコミュニケーションスキルを磨くことが重要である。適切な情報提供のタイミングと方法を確立し，患者の努力や道程を肯定する余裕を医療者自身も持つことが大切である。

患者が再発を知ったときのショックや不安は計りしれない。医療者が適切に感情に寄り添い，正確な情報を共有することで，患者に新たな希望とこれからに立ち向かう力を取り戻せるようサポートしていくことが重要である。

藤阪保仁

設定7. 積極的がん治療開始後③：再発後

「もう大丈夫だと思ったのに……。再発と言われてもう何も考えられません。どうしたらよいですか？」

⬇

【患者さんはなぜこう訴えたか】

多くのがんの患者は病状の変化に伴って様々な情動反応を生じる。がん，再発などの悪い知らせを告げられたあとの短期的な危機的反応は①初期反応，②情動反応，③適応の3相にわけられるとされている[1, 2]。初回治療を終えたがん患者の多くは，「再発」に対する不安が頭を離れないと言われる。再発告知時の患者の心理反応はがん診断時と同様だが，がんの知識が増えて事態の深刻さを既に認識しているため，再発・転移の告知を受けることは，死をより現実的なものとして感じる出来事であり，再発告知後が最もつらい時期だったと言われる方も多い[3]。

がん診断や再発診断により，多くの患者は一時的に心理的健康を損なう体験をする。その後の患者経過は多様である。通常は心理的に回復されるし，それどころかむしろ人間的な成長を遂げる方もいる。その一方で，継続的に心理的健康を損ない，うつ病や適応障害を生じる方もいる（図1）[4]。乳がんの場合，再発を告げられた患者の35％が適応障害，7％がうつ病と診断されるなど，日常生活に支障をきたすほど苦しい思いをされるという報告もある[5]。

表題の言葉を告げた患者の場合，前述の短期的な危機的反応の①初期反応〜②情動反応の状態であろうと推察される。「頭が真っ白になって，何も考えられない」と思うほど衝撃を受けるのは当然のことである。「覚悟はしていたけどまさか」「実感がわかない」「もうだめだ」と，不安・悲しみ・怒り・つらい気持ちなど，様々な感情がわいて出ていることだろう。

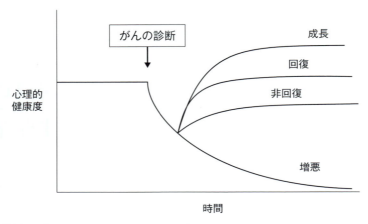

図1　がん患者の心理的健康の時間変化

(文献4より引用)

【患者さんへのアプローチとそれに関係する考え方】

まずは共感

再発告知を受けて，ショックを受けている患者に，適応を促そうと医療者が焦っても心理的な回復は難しい。「どうすればよいですか？」と患者から言われても，そこで慌てて「どうすればよいか」について情報提供をする必要はない。混乱している状況の患者に情報提供をしても頭には残らない。「何も考えられない状態」から「考えられる状態」になるまで待つのが必要である。

まずは，「何も考えられないほどショックだったのですね」「つらい治療を頑張ってこられましたものね」「どうすればよいか不安に思われますよね」と，十分に共感する必要がある。そのためには言葉だけでなく態度や視線などで，しっかり患者の気持ちを受け止める。医師ならばSHAREプロトコール[6]，看護師やセラピストならば患者の感情表出を促すNURSE[7]などのコミュニケーションスキルを用いると効果的である。

「驚かれたでしょうね」といった相手を気遣う言語的なコミュニケーションや，沈黙やうなずきなど非言語的なコミュニケーションといった共感スキルを用いる。ちなみに「どうすればよいか不安に思われますよね」の下線部部分はNURSEのスキルで言うとN：naming（感情に名前をつけること），「つらい治療を頑張ってこられましたものね」はR：respecting（承認すること）に相当する。

「今どんな気持ちなのか？」「心配事は何なのか？」を探索（E：exploring）するな

ど，より気持ちをわかりたいと思っていることを言葉や態度で示すことが大切となる。ただし技法にこだわらずに，患者自身が自分の気持ちに気づき，その気持ちを大切にし，無理に前向きにならなくてもよいのだとわかれば十分である。

患者が情報を聞けるようになったら

患者が「聞く気持ち」になっていて，本当に情報提供を求めているようであれば，各職種に応じた提案を行ってもよいと思われる。医師であれば治療法の説明，SHAREプロトコール[6]のA（additional information：付加的な情報）に相当する。情報を提供するときも患者の心情に十分配慮して共感的に接することが大切である。

もちろん，患者の精神的苦痛だけでなくtotal painに対応することは重要で，身体的苦痛など他の苦痛も精神的な負担に影響する。包括的アセスメントを行い，身体的苦痛（例；痛みなど身体症状がないか？ 過去の治療の後遺症が残っていないか？）・精神的苦痛（漠然とした不安・死への恐怖・不眠）・社会的苦痛（仕事や家族への心配事・医療費）・スピリチュアルペイン（申し訳なさ・恐怖など）をアセスメントし，それぞれの問題を少しでも解決できるように対処する。

問題点

患者は再発告知直後で強いショックを受けている時期となる。「死をより現実的なもの」として感じ，初発時よりつらい気持ちになる方もいる。

ポイント

「何も考えられない」と言っても，つらい感情は持っている。「どんなお気持ちなのか」を聞いて患者のつらさを受け止めることが大切となる。

注意点

「どうすればよいですか？」と言われても，患者がアドバイスを求めているとは限らない。医療者は，情報提供をする前に共感的に接することを優先とする。

文 献

1) Holland JC, et al：Handbook of Psychooncology. Oxford University Press, 1989, p75-100.
2) Breitbart WS, et.al：Harv Rev Psychiatry. 2009；17（6）：361-76.
3) Vivar CG, et al：J Adv Nurs. 2009；65（4）：724-36.
4) Andrykowski MA, et.al：Semin Oncol Nurs. 2008；24（3）：193–201.
5) 日本乳癌学会，編：患者さんのための乳がん診療ガイドライン2023年版.
　　[https://jbcs.xsrv.jp/guideline/p2023/]
6) 日本サイコオンコロジー学会，編：コミュニケーション技術研修会テキストSHARE 3.3版. 2018.
　　[https://jpos-society.org/jpos-cst/cst-workshop/]
7) 日本がん看護学会，監：患者の感情表出を促す NURSE を用いたコミュニケーションスキル. 医学書院，2015.

采田志麻

SHARE などで示されるスキルは非常に有用であるが，経験の浅い医師がそればかりを重視しすぎると，面談が形式的になってしまうこともある． 先輩医師からのアドバイスや自らの経験から身につけるべきことも多い．

Dr. 宮岡からの一言

設定7. 積極的がん治療開始後③：再発後

「何も考えたくありません。もう悪い話は聞きたくありません。今回はもういいです」

【患者さんはなぜこう訴えたか】

「悪い知らせ」[1]を受けた患者・家族が，否認・逃避・拒絶的な反応を示すことがある。心理的反応としての否認に関しては，Kübler-Rossが『On death and Dying』[2]において触れている。また，内富らはがん告知を受けたときの心理反応にうつ病や適応障害が存在することを示している[3]。

表題のような発言をする心理的背景には多くの要因が考えられる。単独ではなく，以下のような複数の要素が関連している場合もある。

恐怖と不安

がんの再発は，患者にとって非常に恐ろしいことである。再発は治療効果への不信や将来への不安を引き起こすため，再発について考えること自体が非常にストレスフルであり，避けたくなるかもしれない。

精神的負担とその軽減：現在バイアスと否認

つらい意思決定をしなければならないことは理解しているが，それを先延ばしするという「現在バイアス」が発生し，結果的に意思決定を先延ばしにし「否認」という形で表現されているのかもしれない。

希望の維持とその喪失の回避

再発の話を聞きたくないという訴えは，希望を維持しようとしていることを示しているかもしれない。希望を持ち続けることは，治療や日常生活に対するモチベーションを保つために重要である。再発の話はその前向きな気持ちを損なう可能性があるため，希望を維持するために現実を「否認」しようとしているのかもしれない。

これら以外にも，コントロール感の喪失，過去のトラウマ（肉体的・精神的），疲労（肉体的・精神的），身体的・精神的懸念，社会的サポート（情緒，情報，手段，財政等）への懸念，などの要素が関係しているかもしれない。

【患者さんへのアプローチとそれに関係する考え方】

表題の訴えは「自律尊重原則」[4]が侵害されている状態である。医療の世界では医療者と患者との間に極端な情報量の差が存在している。医療者はわかりやすく説明し（説明義務），その上での患者の同意（インフォームド・コンセント）に基づいて協働して医療行為を進める。そのため，インフォームド・コンセントが可能な状態をめざすことが最初の目標となる。

アプローチとその順番としては，①関係を継続する，②包括的アセスメント（特に，せん妄，抑うつ，自殺のリスクを評価する），③個々の解決可能な問題に対処する，となる。

関係を継続する：深い共感（相手の立場で俯瞰する）が大切

今までの診療で，対話を繰り返し築いてきた関係性は大切となる。患者の反応を真摯に受け止めていることを伝える。

たとえば，まずは患者の言葉をこちらも繰り返す。「何も考えたくありません。もう悪い話は聞きたくありません。今回はもういいです……ということですね」それから沈黙の時間を十分にとり，「今のお気持ちを正直にお話しくださってありがとうございます。しっかりと受け止めてまいります」と続ける。そして，次に，どのような状況でも支援を継続していくことを伝える。

包括的アセスメント

関係の継続が確認できたら次に包括的アセスメント[5]を行う。患者はストレスに晒されているので可能な範囲から始めるとよい。苦痛以外の問題も大切となる[6]。がん患者の約70％は65歳以上のため[7]，高齢者総合機能評価（CGA）[8]は効果的なツールとなる。

「差し支えなければ，お身体の調子や，生活についてお話しいただけますか」と声をかけ，医療者が病気だけでなく，生活を含めた「人」としての患者の存在を大切にしている思いを伝える。

個々の解決可能な問題に対処する

身体的問題
苦痛：がんによるもの，がん治療によるもの，がんとは直接関係のない苦痛
苦痛以外の問題：倦怠感，睡眠，栄養状態，体格，身体活動，フレイル

精神的問題
苦痛：せん妄※，不安，適応障害，抑うつ，自殺企図[9]
認知機能：cancer related cognitive impairment（CRCI）[10]，意欲

社会的問題
家族を含む対人関係，仕事を含む財政的問題，利用できるソーシャルサポートの現状（情緒的，情報的，手段的，財政的）の評価は大切となる※※
がん治療に伴う経済毒性も避けては通れない重要な課題である

スピリチュアルペイン
生命飢餓感[11]※※※と表現されることもある。周囲は問題を整理し支えることはできるが，本人しか解決できない苦痛である。向き合う，向き合わないは，個人の選択となる。今回のケースのように向き合えないときがあってもよいと思われる

※：せん妄は意識障害なので，身体的苦痛として評価することもある。特に低活動せん妄の鑑別は大切である。
※※：周囲の人々（家族・友人・知人・上司・同僚・後輩，等）以外のソーシャルサポートとして，ピアサポーター等による情緒的サポート，がん医療ネットワークナビゲーター等による情報的サポート，ハローワーク，産業保険センター等による就労支援，自治体によるアピアランスケア等が整備されてきている。
※※※：宗教学者である岸本英夫先生の「死を見つめる心」[11]に出てくる言葉。ご自身の皮膚がんの経験に基づいて，空腹に耐えることが苦しいように，「もはや自分は生きられないのかという絶望と死の恐怖」という生命の飢餓に耐えることもとても苦しいことを訴えられている。

上記の評価に基づき対応していくが，最初に解決可能な身体的問題に対処しないと，精神的問題に対処することは難しい。今回の訴えは再発時なので，既に行われたがん治療による後遺症（身体的・精神的・社会的）を抱えながら生活している患者・家族という包括的視点が大切となる。

ポイント
なお，再発した時点で，外科系から腫瘍内科や緩和ケア科に紹介される場合はより困難なケースとなっているので，SHAREプロトコール[12]を活用するとよい。

文 献

1) Buckman R：Br Med J（Clin Res Ed）．1984；288（6430）：1597-9.
2) Elisabeth Kübler-Ross：On death and Dying. Routledge, 1969.
3) 内富庸介, 編：サイコオンコロジー：がん医療における心の医学．診療新社, 1997.
4) Beauchamp TL, et al：Principles of Biomedical Ethics. 5th ed, Oxford University Press, 2001.
5) 小川朝生, 他：新版 がん緩和ケアガイドブック．日本医師会, 監．青海社, 2017, p15-8.
6) 髙橋　都, 他監訳：がんサバイバーシップ学 がんにかかわるすべての人へ．メディカル・サイエンス・インターナショナル, 2022, p121-58.
7) がん情報サービス：全国がん罹患データ（2016年〜2020年）．
[https：//ganjoho.jp/reg_stat/statistics/data/dl/index.html]
8) 日本老年医学会, 他：高齢者総合機能評価（CGA）に基づく診療・ケアガイドライン2024．南山堂, 2024.
9) Kurisu K, et al：Cancer Med. 2023；12（3）：3442-51.
10) 谷向　仁：精神誌．2015；117（8）：585-600.
11) 岸本英夫：死を見つめる心．講談社, 1973.
12) 日本サイコオンコロジー学会, 編：コミュニケーション技術研修会テキストSHARE 3.3版．2018.
[https：//jpos-society.org/jpos-cst/cst-workshop/]

吉田　稔

設定7. 積極的がん治療開始後③：再発後

「もう治すことは諦めたほうがいいでしょうか」

【患者さんはなぜこう訴えたか】

　進行がんの治療は，治癒させることは困難なことが多く，医師はそのことに慣れてしまっていて，安易に「治りません」と言ってしまう。がん患者は，常に自身の病状に対して，「この先どうなってしまうのだろう」「もう治らないのではないか」「もう諦めたほうがよいのではないか」と不安な気持ち，弱気な気持ちになってしまう。このような気持ちから，「余命はどれくらいでしょうか？」「もうだめなのでしょうか？」というような質問につながっていくかもしれない。
　したがって，表題の言葉の背景には，患者の不安な気持ちが潜んでいるということを，医療者は認識することが大切である。

【患者さんへのアプローチとそれに関係する考え方】

患者が病状をどれだけ理解しているか

　がん患者とのコミュニケーション・スキルプログラムとして，有名なSPIKES[1]の中に，"病状の理解"がある。SPIKESとは，がん患者へ悪い知らせを伝える際のコミュニケーションスキルについて解説したものである。
　進行がん患者にとって，病状は必ずしも良いことばかりではない。むしろ，「遠隔転移があり，治らない」「抗がん剤が効かない」「次の治療はもう良いものがない」などのように，悪い情報ばかりになる。そのような悪い知らせだらけになると，誰しも不安になるのは当然のことであり，患者は，わずかながらでも希望がほしいと思っている。
　ただし，悪い知らせだからといって，患者に病状を正しく伝えない……というのは望ましくない。進行がん患者の調査で，進行肺がん患者の69％と大腸がん患者の81％が，化学療法によって自身のがんが治癒する可能性は乏しいということを理解していなかったという報告がある[2]。また，進行肺がん患者の32％が「治癒できる」，また69％の患者が「治療目標はがんを治すこと」と誤解してい

115

て，「治癒できる」と考えている患者は，終末期まで過剰な抗がん剤治療をしてしまう傾向があるとの報告もある[3]。

病状の伝え方

患者に正しく病状を理解してもらうことは非常に大切なことではあるが，いきなり，断定的に，「もう治らない」などの伝え方をするのは，あまり良い方策ではないように思う。中には，「治療を諦めたほうがよい」などと話す医師もいるようだが，このような声かけは，患者を絶望に追い込むことになるので，控えたいものだ。

SPIKES[1] やSHAREプロトコール[4] をうまく応用することはとても大切である。日本で開発されたSHAREプロトコールを応用することによって，患者の抑うつが減り，医師への信頼感が増したと，ランダム化比較試験の結果で報告されている[5]。また，早期の緩和ケアのプログラムの中にも，"病状を正しく認識してもらうこと"が入っている。ランダム化比較試験でも，早期緩和ケアを施行した群では，進行がん患者が「病気を治すことはできないこと」「治療のゴールは，がんを治すことではないこと」を正しく理解することが増加し，その結果，終末期化学療法を受ける患者が減ったことを報告している[3]。

患者から，「もう治すことは諦めたほうがいいでしょうか」「もうだめなのでしょうか」との質問をされた際には，まずは，SPIKES[1]，SHAREプロトコールで示されている探索的，共感的に接することが大切である。

「今後のことで，何か気がかりなことがありますか？」

「どなたでも不安な気持ちになると思います」

のように，対応することが勧められる。

また，医療者からの声かけも大切となる。次の**ポイント**に示す例[6] を参考にしていただきたい。

ポイント

言葉の言い換え方（**表1**）が大切となる。ネガティブな表現よりも，少しでも希望が持てる表現にすることがよい。

表1 言葉の言い換え方の例

・あなたのがんは治りません。	・あなたのがんを完全に治すことは困難かもしれません。治療の目標は，がんとうまく，長く共存を目指していくことと思います。
・治療は諦めましょう。	・最後まで諦めないで，一緒に頑張りましょう。
・もう治療はありません。	・治療はなくなることはありません。緩和ケアもQOLを維持させる大切な治療のひとつです。過剰な抗がん剤は命を縮めることになるかもしれません。
・余命は○カ月です。	・最善を期待し，最悪に備えていきましょう。

文献

1) Baile WF, et al: Oncologist. 2000; 5(4): 302-11.
2) Weeks JC, et al: N Engl J Med. 2012; 367(17): 1616-25.
3) Temel JS, et al: J Clin Oncol. 2011; 29(17): 2319-26.
4) Fujimori M, et al: Psychooncology. 2007; 16(6): 573-81.
5) Fujimori M, et al: J Clin Oncol. 2014; 32(20): 2166-72.
6) 勝俣範之:緩和ケア. 2024; 34(3): 231-6.

勝俣範之

設定8. 終末期への移行

「がんの治療をやめるのが怖い。諦めたくない。助かると信じてる」

【患者さんはなぜこう訴えたか】

「がんは命に関わる怖い病気だ，治療しなくては死が近づいてしまう」という思いが患者の根底にあると考えられる。がん告知を受けたときに，「なぜ自分が病気になってしまったのか？」「これからどうなるのか？」といったような不安や恐怖，絶望感，悲しみ，怒りを一度は受容して（受容しようと努力をして）治療を始めただろう。それなのに，治療の過程のどこかで，「積極的ながん治療をしても治らない」と主治医から告げられた。患者は，「治療を継続していること」により，治らないことや，ひいては死への不安や恐怖を緩和していたと思われる。そのため，積極的がん治療を中止することで，そのような否定的な思いを再度感じてしまうことになりうるために「治療をやめるのが怖い」という発言につながっているのだろう。

治らないとしても，がんを抱えながら生きていくためのモチベーションを保って治療をしてきた患者にとっては，治療中止の話は希望がなくなる言葉であると十分に予測できる。希望を保持し続けるために，諦めずに治療していくことを望むであろうし，諦めないために「助かる，治る」と信じようとしているだろう。生き抜くための治療をやめることが受容できない気持ち，否認の感情がこの発言につながっているものと思う。

【患者さんへのアプローチとそれに関係する考え方】

社会的なサポートを導入していくことは，医療者として必須であるのでもちろん行い，患者や家族にも具体的に提示する。その上でのさらなる課題は精神面のサポートになる。

患者から難しい問いを投げかけられたとき，どんな問いであっても，まずは「なぜこのような質問をされたのだろう？」と筆者は考えるようにしている。そし

て，患者の性格やこれまでの生き方の把握に努める。患者がこのような状況になったときにどんな思いになるのかを想像し，自分なりにできるだけ寄り添えることは何か？　と考える。その上で，治療方針の転換についてお話しする。

傾聴と共感

「諦めたくない。助かると信じてる」という言葉が患者から出たら，筆者はこれ以上の積極的ながん治療が難しいとわかっていても真っ向から否定することはしない。

とはいえ，どのような事情にしろ，がん治療をやめなくてはならない状況が生まれていることは確かであり，病状は伝えなくてはならない。患者の様子を見ながら，現状での積極的ながん治療から緩和ケア中心の治療への完全な移行を判断した理由を，わかりやすく説明することは必要である。

病状を伝えるときには，これまでの治療歴を復習する。これは一緒に闘病してきたことを共有することにつながり，患者への共感を示せると考える。ただし，事実の説明のみで話を終わらないようにする。

患者が苦痛を感じているときに医療者ができる基本的な対応としては「傾聴」と「共感」であろう。患者がどのような表現で気持ちを表出するかは個人差があるが，どのような表現でも耳を傾ける姿勢をとる。傾聴するときには，特に無理に言葉をかける必要はない。患者の表出するものを同じ空間で視線を向け，うなずきや相槌などの態度で共有する。

不安や恐怖，絶望感，悲しみ，怒りをすべて受け止めることはできないだろうが，受け止めて共感する気持ちや態度を患者に伝える。共感することは，患者とともに闘病してきたことに対する医療者からの労いや労りとなるため，これまで治療を頑張ってきたことに対して，「よく頑張った」と称賛の気持ちもできれば伝える。

待つ姿勢

患者が状況を受容できる時間を持てるように，待つ姿勢も大切である。医療者は忙しさのあまり，できるだけ短時間で効率よく伝えようとする傾向があるが，少しだけでも待ってみることにより，患者が受容できる，もしくは受容しようと思えるときもある。

前向き終活

そして，これから行うべき，いわゆる「終活」を，今まで何度も行ってきたであろう人生の前向きな選択のひとつとして考えていただく方向で話をするようにして

いる（もしくは話ができる方向性になるように努力している）。筆者はこれを，場合によっては「前向き終活」と呼んでいる。

人生をまとめる準備をすることは，自身の人生を見つめ直すことにもつながる。これまでは治療により生き抜くことが気持ちの多くを占めていたとすれば，その気持ちのいくらかを人生のまとめに費やしてもらえれば，少しずつでも緩和ケアへの移行を受容できるようになるのではないだろうか。

注意点

がん治療をやめるという受け入れきれない宣告を受けて，患者は不安や恐怖を感じ，絶望感を打ち消したいという気持ちがあることを頭に入れておく。

積極的がん治療ができなくなったことは事実ではあるが，それらの不安・恐怖・絶望感・悲しみ・怒りといった患者の否認については，否定せず受容し共感する。

市川靖子

設定8. 終末期への移行

2

「どうなっていくのかが不安でしかたない。夜も眠れない。先の希望がない」

【患者さんはなぜこう訴えたか】

患者は，病気が進行するにつれ，思うように身体が動かなくなり，自律性が失われ，喪失感が現実的になってくる。人は死という人生最大の試練に直面するときに，自分が積み重ねてきた経験をもとに乗り越えていこうとするが，時として苦しみと悲しみに圧倒されてしまう。こういった訴えは，いわゆるスピリチュアルペインが強く，たとえば次のような要素が複雑に絡んでいるように感じられる。

❶→「どうなっていくのかが不安でしかたない」：死と向き合った経験がないか少ない，気持ちがコントロールできない状況になっているなど
❷→「夜も眠れない」：身体がつらくて眠れない，不安であれこれ考えて眠れない，またはその両方など
❸→「先の希望がない」：自分の人生に強い後悔があったり，消化できていない問題があったり，自分の死の先に希望ある未来が描けていないなど

【患者さんへのアプローチとそれに関係する考え方】

スピリチュアルペインを抱える患者に笑顔が戻るときに感じることは，たとえ患者にたくさんの訴えがあったとしても，以下のような共通した方法で解決の光が見えてくるということである。

ケアする自覚を持ち，信頼関係を醸成する

ケアをする側は，患者が穏やかに過ごせるよう努力する責任があることを自覚する必要がある。たとえ自分に自信がなくても，「完全ではない自分でもしっかり寄り添うのだ」という覚悟である。強い言葉に聞こえるかもしれないが，この覚悟があればほとんどの人を笑顔にすることが可能となる。

誰もが，深い悲しみにある患者にかける言葉には迷う。しかし，まずは信頼関係

をつくることが大切になってくる。そのためには，患者の尊厳を守る真摯な態度と行動が重要となってくる。

そして，その上で次の3つの実践を続けることで信頼関係を醸成していく。

そばに座る

患者と適切な距離で座り，目線の高さを合わせる。正面に座ると威圧感が出るため，少し角度をつけたり，正面に座っても相手の眉間を見ることで威圧感が緩和されると言われているので，そのような工夫をする。持ち運べる椅子を持参するとよい。

同じ時間を過ごす

患者の部屋の壁や天井や外の景色などを同じ目線で見ながら，患者が何を感じているのかを考える。感じたことを話題にすることで自然と会話が始まる。もし病棟での会話であれば「天井の電気が明るくないですか？」「少し暑くないですか？」「ここはスタッフの足音が聞こえますがうるさくないですか？」などで十分であり，何気ない会話が患者の思いつめた思考を一時的にストップさせ，これから同じ時間を過ごすことを感じてもらう。患者が言葉に詰まるときも，ゆっくり待つなど，穏やかな対応を続ける。

対話を行い，感じたことを行動に移す

患者には，話をしたいタイミングがあるため，それを逃さないようにして対話を行う。「最近いろいろとつらい気持ちがありそうに感じていますが，どのようなことを考えておられるのですか？」と，丁寧な言葉でわかりやすく聞くほうがよい。粗雑で乱暴な言葉だと心の声を吐露する気持ちになれない。患者が「実は……」と話すだけで，大部分の問題が解決に向かう。対話の中で解決の後押しになるものを感じれば，それを行動に移す。

◎

これらのシンプルな3つの実践により，「最期まであなたを見捨てません」という気持ちが伝われば，患者と正直な対話ができるようになり，一緒に伴走できる。たとえば，次のような話もできるだろう。

❶➡徐々に体力が低下していくこと，大部分の苦痛は緩和できること，希望すれば鎮静もできること，安心して過ごせるように努力を続けることを伝えるなど

❷➡心と身体のつらさが最小限になるように取り組むこと，薬剤の作用と副作用をみながら最適な方法を一緒に探すことを伝えるなど

❸➡後悔していることがないか，やり残したことがないか，死についてどのようなことを考えているのかを尋ねる，役に立ちそうな宗教的考え，他の患者が実践していることを伝える，個人的な死生観をお互いに話し合うなど

問題点

スピリチュアルケアは，患者の年齢，性格，家族，学歴，職歴，成育歴，生活歴，信仰の有無まで，その人の背景により対応は様々である。事情が複雑であったり，患者に残された時間が少ないときなどでは，心の問題が後回しにされることがある。もしチーム内でその状態が続くと個人の力，チーム力を著しく落としてしまう危険があるため注意が必要である。他職種やボランティアの協力が有用であることも多いため，常日頃から連携を取っておくことが肝要である。

ポイント

スピリチュアルケアの基本姿勢は，患者の尊厳を大切にすることである。尊厳を守る方法として，ChochinovはA，終末期がん患者の尊厳を守るABCDを提唱しており参考になる[1]。それは，A；Attitude（態度），B；Behavior（行動），C；Compassion（思いやり），D；Dialogue（対話）であり，緩和ケアを行う我々はこれらに磨きをかけることが求められている。また，望ましい死を迎える援助としてMiyashitaらの，Good Death Inventoryの項目を参考にすることも方向性としてよいだろう[2]。

文献
1) Chochinov HM：BMJ. 2007；335（7612）：184-7.
2) Miyashita M, et al：J Pain Symptom Manage. 2008；35（5）：486-98.

森　一郎

設定8. 終末期への移行

3

「家族に迷惑をかけ続けている。これ以上生きていても……」

【患者さんはなぜこう訴えたか】

「家族に迷惑をかけるばかり。これ以上生きていても……」といった訴えは，ベッド上で動けなくなってきてから増えてくる傾向にある。一般的に，こういった苦痛は「スピリチュアルペイン」に分類される。

スピリチュアルペインは「自己の存在と意味の喪失に関連する苦痛」であるが，その喪失の仕方によって「時間存在としての苦痛」「関係存在としての苦痛」「自律存在としての苦痛」があるとされる。今回の訴えでは，このうち「関係存在としての苦痛」が脅かされている結果として，スピリチュアルペインが発生していると考えられる。

人は，十分な治療を受け，暖かいベッドと食事があるだけでは生きていけない。自分が，周囲との関係性の中で「尊重されている」と感じられなければ，徐々に生きる力を失っていくのである。ある患者はそういった状態のことを「ありがとうの枯渇」と表現されていた。つまり，がんを患って体が弱っていき，周囲の人たちにやってもらうことが増えていく一方で，自分が周囲の人たちにしてあげられることが減っていく。そうなると，自分から相手に「ありがとう」という言葉を渡す機会はたくさんあるのに，自分が他者から「ありがとう」をもらえる機会は圧倒的に少なくなる。本来「ありがとう」は自分と他人の間を循環しているもののはずなのに，終末期になるに従い，自分から周囲に「ありがとう」を渡すばかりで，周囲から「ありがとう」をもらう機会がなければ，自分の中に「ありがとう」が枯渇してしまい，生きようとする気力すら枯れてしまうというのだ。

【患者さんへのアプローチとそれに関係する考え方】

では，こういったスピリチュアルペインにどのように対応していくべきだろうか。

ライフレビューをうまく使う

前述の患者の考え方を借りるとすれば「もう一度,『ありがとう』を循環できるようにする」というのはひとつのアプローチと言えるかもしれない。そういった関係性を取り戻していくために行われるのが「ライフレビュー」だったりするが,たとえば家族と一緒に患者の過去のエピソードを振り返って,それに対して「ありがとう」の思いを伝えるとか,それを手紙や色紙にして本人に渡したりするアプローチは逆効果になるかもしれない。なぜなら,患者は「今の関係性」の不均衡と,それに伴う孤独に苦しめられているのであり,その状態に対して「過去の関係性」を持ち出して,「あのときはありがとう」と伝えても「でも今はありがとうと思っていない(思えない)」というメッセージとしてとらえられる可能性があるからだ。ライフレビューそのものは,スピリチュアルペインに対する有効なアプローチであるし,今回のような訴えがある場面でも有効な方はいるだろうが,「憐みの『ありがとう』」ととらえられて,逆効果になるリスクも検討する必要がある。それでは,少し方向性を変えて「普段の会話の中に,ライフレビューを混ぜ込む」といったアプローチを取ってみるのはどうだろうか。つまり,「過去の関係性」にフォーカスするのではなく,これまでの関係性の歴史をなぞりつつ今の関係性にアプローチをする,といった考え方である。

たとえば,昔から楽器が好きで家族皆で演奏をするのが楽しみだった方がいた場合,病室でもう一度家族全員が集まり,その恒例行事を開いてもらう,というのもよいかもしれない(本人が演奏できなかったとしても)。こういったアプローチを取れば,わざわざ「ありがとう」という言葉を言わなくても,家族が培ってきた歴史を感じられ,その結果として今があり,「皆で良い演奏ができてよかった」という家族からの思いを伝えられる。

リクエスト食

他にも,「リクエスト食」というアプローチを行っている緩和ケア病棟もある。これは,普段の病院食ではなく,月に1回「患者本人が食べたいものなら何でも,リクエストをするとその通りに用意をしてくれる」というイベントである。しかし,このリクエスト食の目的は,単に「美味しいものを食べて喜んでもらう」といったものではない。そのリクエスト食を選んだ背景や思い,家族など大切な人とその食事を通じた思い出などを語ってもらうことで,食を通じたライフレビューを行うことを目的としているのである。

ある終末期の患者は,すき焼きをリクエストしたので,こたつの上に鍋を用意して家族皆で食べられるように設えた。患者本人は,そのすき焼きをほとんど食べ

られなかったが，家族皆が美味しそうに食べるのをうれしそうに見届けていたという。それは，自分がこのリクエストをしたことで，家族皆に喜んでもらえたという思い，また昔に現役で働いていた頃には，稼いできた給料をはたいて少し高い肉を買ってきて食べさせてやったんだ，という思い出ともつながっていたのかもしれない。

問題点

ライフレビューはスピリチュアルペインに対する有効なアプローチではあるが，使いどころやその運用方法は難しい。いたずらに過去を掘り返すだけをして，「今の現実」との対比構造を生み出し，患者のスピリチュアルペインを深くするリスクがあるため注意が必要である。

ポイント

ライフレビューは「過去の関係性」にフォーカスするのではなく，これまでの関係性の歴史をなぞりつつ今の関係性にアプローチをする，といった考え方がうまくいく場合がある。患者本人の人生の中で，鍵となるエピソード（先の事例で言えば，家族で演奏会をしていた，など）がうまく引き出せればよいが，それが見当たらない場合は「食」をテーマにするのはひとつの案かもしれない。これまでの歴史・関係性があるからこそ，今があるのだよ，と伝えることができれば「ありがとう」という言葉を使わなくても，感謝の思いが伝わり，尊重されている，という感覚を取り戻せるようになるのではないだろうか。

〔西　智弘〕

設定 8. 終末期への移行

4

「死にたくない。死ぬのは嫌だ」

【患者さんはなぜこう訴えたか】

　死にたくないというのは，命の危機に直面した際に，誰にでも起こりえる当然の感情である。診断後や治療を行う中であれば，死にたくないという思いは，検査や治療などに向かうエネルギーともなり，医療スタッフはこの訴えを聞いても当然の感情として扱える。しかし，終末期への移行期の場合は，死に近づく人を目の前にしていることもあり，医療スタッフはその訴えに対してどう対応すればいいのか戸惑うこともあるだろう。

　では，患者がなぜこう訴えたかであるが，理由は様々なものが考えられる。自分自身の余命を悟り，死にたくないと訴える。または，やりたいこと，叶えたいことがあり，死にたくないと訴える。一方では，死ぬことが怖いという漠然とした恐怖感がある中で死にたくないと訴える。また，治療できないことや，癌になったことそのものに対しての怒りが続く中で死にたくないと訴えることもあるだろう。

【患者さんへのアプローチとそれに関係する考え方】

　まずは，患者が「死にたくない」「死ぬのは嫌だ」という思いにいたった理由をしっかり聞くことが大事である。その際，患者自身が病気についてどのように認識しているのかも確認をする。現在の病状や，予後について，どのように主治医に説明され，それをどう受け止め感じているかについて確認することは，患者自身の思いを理解する上で助けになるだろう。中には認めたくないと，病気に罹患した怒りがある中で「死にたくない」と表出している人もいるため，否認が起きていないかなども確認する必要がある。

　その上で，「死にたくない」という思いについては，そう思うことは理解ができること，そして普通に起こる感情であることを患者に伝える。そして，その理由のうち，解消できるものについては1つ1つ，患者自身とともに考えながら，時には多職種チームや家族とも相談しながら，対応を勧めることが必要であろう。

　たとえば，やりたいことがある場合には，そのときの体調によっては，そのまま

ではできないことも，やり方を工夫して少しでも実現できるよう相談することが大事である。緩和ケア病棟では，実際はそれを実現できずに患者が死を迎えてしまうこともあるが，実現に向けて話し合っている間は，少し「死にたくない」という思いから距離を置ける姿を目にすることもある。どうしても実現が困難で心残りがある場合には，できない中でも，何か形をかえることで，思いを残すことができないか，家族などとも相談し対応をする。

また，「死」に対する恐怖については，よくよく聞くと，「痛みで苦しむのではないか」「死ぬことはとても苦しいことなのではないか」と死の際に起こる苦痛に対しての恐怖である場合もある。その場合には，痛みや呼吸苦など今後起こりえる症状について，どんな症状が起こり，そしてそれにどう対処できるのかということを丁寧に説明することも必要であろう。

怒りを「死にたくない」という言葉によって表出している場合には，改めてこれまでの経過を丁寧に聞き，自分にとっては不本意な出来事が起こる中，怒りという感情がわくこと自体は十分理解でき，当然起こる感情であることを説明することも必要である。

注意点

医療者は「患者の思いを叶えられない」ということに，医療者自身がつらい感情を引き起こされ対応に困難さを感じることがあるということも知っておく必要がある。患者自身がつらいと思っているのか，それによって引き起こされた医療者自身の困難さをつらさとして感じているのか，つまりは誰がつらいのかということを時折意識することは重要である。

ポイント

否認を知っておこう。人は，受け入れがたい状況や危機的な状況に晒されたとき，自己を守るために，不快な感情，気持ち，体験を弱めたり避けたりすることで心理的に安定した状態を保つ。その際に発動する心の動きを精神分析学では防衛機制と呼び，否認は防衛機制の1つである。防衛機制は誰にでも認められる正常な心理的働きであり，通常は無意識のうちに働くとされている。

がん診療においては，がんという生命の危機に直面する中で，不安や恐怖に対する対処方法として否認が起きる。

齋藤　円

設定8. 終末期への移行

5

「もういい。すぐに楽になりたい。苦しみをとるためならどんな注射や処置でもして下さい。もう終わりにしたい。安楽死させて下さい」

【患者さんはなぜこう訴えたか】

「楽になりたい」「もう終わりにしたい」「安楽死させて下さい」といった訴えから，患者にとって何かしらの解決されていない苦痛が存在しており，それは死を求めるほどに切実であることは明らかである。

また同時に，誰かれ構わず訴えているわけではなく，相手を選び，覚悟を持っての訴えであることの重大さを我々は自覚する必要がある。

このような訴えは，医療者の無力感や，罪悪感，あるいは救世主願望を刺激する。それは，患者自身が抱いている無力感や，苦痛を取り除いてくれない医療者への怒り，医療者へ託した一縷の望み，などが投げかけられているからである。

したがって，医療者は，自分自身が抱く感情を通して，これらの入り混じった患者の感情を理解するよう努力する必要がある。

また同時に，死を望むような訴えの背景にはうつ病やせん妄のような病態が潜み，影響していることが多いため，精神医学的評価も欠かせない。

【患者さんへのアプローチとそれに関係する考え方】

患者はいつも医療者にすべての苦痛を話してくれているわけではない（もしくは患者自身も自覚できていない苦痛もある）。患者の属性（老年／若年，性別，家族の有無，学歴，職歴，収入，など）や診断，病態，問題を抱えている部位，医療者自身の生育歴や経験，業務の多忙さ，信条などから「この患者さんが抱えている苦痛はこうに違いない」といった早合点やミスコミュニケーションが起こりがちである。

先ほど触れたように，医療者は様々な感情を抱きやすいために，患者の訴えをま

ず心理的な問題ととらえがちである。しかし実際には意識障害（せん妄）により混乱して訴えているといったことも多々ある。

チームアプローチ

このような早合点やミスコミュニケーションを防ぐ役割を担ってくれるのが，チームアプローチである。関わる人間が異なると，恐ろしいくらいに見え方も違ってくるものである。チームによる多面的な見方は我々を思い込みから救い出してくれる。常に自分の見立てはひとつの可能性であることを自覚し，チームでアセスメントしながら患者と関わっていくことが重要である。

ミスコミュニケーション（あるいは誤った見立て）が起こってしまい，患者の苦痛を医療者が適切に理解できず適切な対応が行われないまま時間が過ぎていくことは，患者にとって絶望的である。一方で，適切に評価されれば，仮に緩和困難な苦痛であったとしても，その苦痛を誰かと共有できたという体験自体が苦痛緩和にもなり，またそれ自体が治療的でもある。

これらをふまえ，医療者としては，

「とてもお話しづらいことを仰っていただいてありがとうございます」

「あなたの苦痛を十分に緩和できていないことは医療者として本当に申し訳ないと思っています」

「もしかすると，私たちはあなたの本当のつらさをきちんと理解できていないのかもしれません」

「あなたのつらさについて，私たちはいつもきちんと理解したいと思っています。大変だと思いますが，もう少し詳しく教えていただけないでしょうか」

「もう一度，あらためて医学的評価を行ってもよろしいでしょうか」

「お話ししていただいた事柄は，あなたをよく理解する上でとても大切なことだと思います。私たちのチームで共有させていただいてよいでしょうか」

「そのつらさがたとえ完全にはなくならない苦痛であったとしても，少しでも楽になるように我々はサポートを続けたいと思います」

といった態度でのぞむ必要がある。

精神的な症状の評価

精神的な症状の評価は，①意識の問題（注意力）：せん妄（意識障害），②知能の問題（記憶力，判断力）：認知症など，③気分の問題（うつ，不安）：うつ病など，④心理的問題（適応の問題，ストレス）：適応障害など，の順で評価を行うことが重要である[1]（図1）。

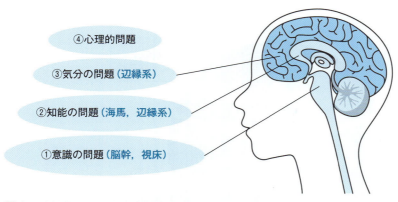

図1　精神症状と対応する脳の構造

せん妄は，意識障害であり原因となる身体症状や薬剤があるため，ある日，あるときから起こる。これがうつ病や認知症との最も大きな違いである。意識障害は多彩な精神症状を生じるが，睡眠覚醒リズムの障害，注意力障害はほぼ必発であることがわかっており[2]，この2症状の存在は診断を行う上で大変有用である。
がん患者のうつ病の評価を行う際には，DSMやICDといった診断基準に基づくことが一般的である。しかしこのような操作的診断では，診断基準における，意欲低下，体重減少・食欲低下，睡眠障害，集中力低下といった症状ががんによる身体的症状としても起こってしまうために，容易にうつ病の診断基準を満たしてしまう。このため慎重な評価が必要となってくる。先行研究[3]では，がん患者の中等症・重症のうつ病では，医学的ケアに参加しない，社会的引きこもり・発語の減少，励ましても応じず笑顔がない・良い知らせや状況でも反応がない，といった傾向がみられることがわかっており，これらの兆候はうつ病の診断を行う上で参考になる。

希死念慮

また，いずれの状態であったとしても，希死念慮の強さの評価を同時に行う必要がある。①絶望感，②人生には生きている意味がない，③受動的な希死念慮（死ねたらいいな），④希死念慮，⑤自殺の計画，⑥自殺企図，⑦自殺，といった段階で自殺という行為へ向かっていく[4]。

適切なコミュニケーションで，患者がどの段階にあるかはある程度評価することが可能である。その上で，その背景にある苦痛を評価し，それらの苦痛を理解したことを明確に伝え，また直ちに対策を行うことを保証し，実際に直ちに対策を行うことが重要である。また，これらの苦痛をチーム間で共有することの了解を得ることが必要である。

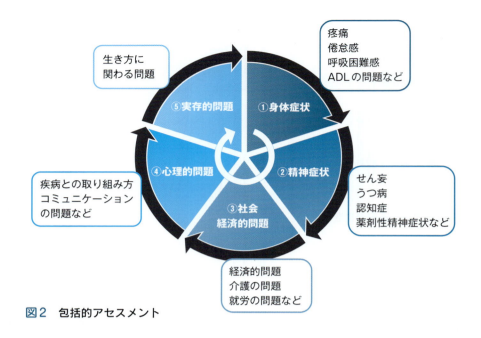

図2　包括的アセスメント

自殺の危険性が高まっている際には，チーム間で共有し，危険物を遠ざける，目の届きやすい部屋に移動する，頻回に訪問するといった対策も必要である。

苦痛難治性であり，苦痛緩和が直ちに達成できない場合にはチーム間で協議し，間欠的鎮静も検討する。

包括的アセスメント

苦痛のアセスメントを行う上で，包括的アセスメント[1]（**図2**）が役に立つ。①身体症状，②精神症状，③社会経済的問題，④心理的問題，⑤実存的問題に分類，整理を行い，①〜⑤の順番でアセスメント，解決していくことが重要である。

問題点

表題のような訴えが，うつ病のような精神疾患やせん妄（意識障害）による混乱から導かれた訴えである可能性も常に意識し，必要に応じて精神科医や心療内科医にアセスメントを依頼する必要がある。

また，このような重い訴えは医療者の無力感を刺激しやすいために，注意を必要とする。医療者自身が無力感を否認しないことは重要である。

医療者は無力感を抱くと，回避・攻撃といった行動を取りやすい。具体的には，患者と関わることを避ける，転院を望む，患者自身のパーソナリティの問題と決めつける，といった行動である。このような行動や態度は結果的に治療そのもの

を破壊的にしてしまう危険性を孕んでいる。

一方で，そのような無力感を一医療者のみが抱えるのは困難であることも多い。その対策としてもチームアプローチは重要である。個人で無力感を抱えることは困難であってもチームで抱えることは可能であることも多い。その上で，現時点で行えることを皆で冷静にアセスメントし，取り組むことが可能となる。

ポイント

- チームアプローチを行うこと
- 現時点で苦痛緩和が十分に行えていないことの謝罪，つらさを適切に理解したいと思っていること，少しでも苦痛緩和できるよう継続的にサポートする意思があること，を表明する
- 医療者自身が抱く感情を，患者を理解するヒントととらえる
- 包括的アプローチを行い，多面的に順序立ててアセスメントを行う
- アセスメントの結果を伝え，直ちに対策を始める
- 医療者自身の無力感を否認しない

文献

1) 上村恵一, 他編：がん患者の精神症状はこう診る 向精神薬はこう使う. じほう, 2015.
2) Meagher DJ, et al：Br J Psychiatry. 2007；190：135-41.
3) Akechi T, et al：Gen Hosp Psychiatry. 2009；31(3)：225-32.
4) 日本総合病院精神医学がん対策委員会, 監：精神腫瘍学クリニカルエッセンス. 創造出版, 2012.

武井宣之

設定9. 終末期の家族・サポーター

1

家族・サポーターからの悩み「かわいそうで見ていられない。一緒にいるとつらい」

【家族・サポーターはなぜこう訴えたか】

家族は患者ががんの疑いをかけられたときから診断，治療，再発，終末期のそれぞれの経過において精神的ストレスを受けていき，終末期には特にストレスが大きくなる。そのため，家族のうつ病，適応障害などの精神疾患の罹患は少なくないことを医療者は知っておく必要がある。

一方で，患者の状況が厳しいのであれば，家族がこのような反応を示すことは当然のことであるとも考えられる。重要な点は，家族自身が精神的な負担を訴えており，患者との関係性の中での家族が主体の問題として考える必要があるという点である。その上で，以下を考慮する。

- 実際的に，患者が苦しんでいる姿を見るのがつらい，どう声をかけたらよいかわからず一緒にいるのがつらい，一緒にいると患者を失ってしまうことを予期してしまってつらい，といった患者との関係性での苦悩があることを考慮する。
- 家族自身が自分のつらさを打ち明ける・わかってもらえる相手がいない・少ないという要素を考慮する。主に患者に焦点が当てられる医療現場では家族がこういった悩みを訴えられる機会が少ないことを念頭に置くべきである。
- さらに，患者だけでなく家族も人生や家族の意味という実存的（スピリチュアルな）苦悩を抱えていることが多い。

【家族・サポーターへのアプローチとそれに関係する考え方】

上記のように家族に生じうる問題を念頭に置いて，家族がどのような状態にあるのかをアセスメントする。患者が主役の医療現場では家族へ注意を払うことが

ルーチンではないため，なるべく多職種で家族に目を向けて多面的に評価し，気づきを共有することが大事である。

家族に対するアセスメントでは，家族の持つ背景・歴史・信条などがある中で個々の家族が個別の価値観や体験を持つ存在として様々な問題を抱えうることを理解する必要がある。

家族と踏み込んだ話ができるのであれば，その人自身が持つ強みにも目を向ける。家族自身の人間性や患者との関係性，家族の中での役割，仕事や趣味など，ポジティブな要素は家族のコーピングのために活きてくる。難しく考えず，たとえば家族がポジティブな発言をした際に，「そうですね」とうなずいてあげるだけで家族は自分自身の気づきにつながっていくかもしれない。

話をする環境

家族が話しやすい環境で話を聞く。患者がいる状況では話しにくいことがあり，家族のみと話す環境をつくることは時に有用である。家族によっては話すことで気持ちが整理されたり，共感的に聞いてもらえたという体験で気分が和らいだりすることがある。

病状の理解度

患者の病状と経過に関して，家族が理解していてつらいことがある一方，理解できていないことがつらさにつながっていることがある。病状や今後の経過に関して不安に感じているようであれば，今後の見通しや起こりうることの可能性を共有しておく。たとえば，患者がかわいそうに見えてしまうかもしれないが，患者が苦しいことは少ないように緩和ケアが適切に行われていることを理解してもらう。

その上で，「つらいことは当然の反応であること」「そばにいてあげるだけでも看病になること」「ひとりで抱えこまず，他の家族や医療者と話すこと」「無理をしないでいいこと」「介護や医療は専門家にお願いすればいいこと」といったことを家族の様子を見ながら伝える。ただし，個々の医療者が適切な声かけをすることが難しいと感じることはしばしばあり，医療者の中で情報を共有して，チームで支援を考えていく。医療者が家族のそばに寄り添うだけでも家族ケアになるということを理解する。

精神医学的介入

精神医学的な介入が必要な場合には専門的な医療が受けられるようにする。病

院によって開設されている家族の相談窓口などが利用可能であることを知らせておく．

注意点

家族が患者と時間をともにして良い終末期ケアができれば，今後患者を失ったとしてもグリーフケアにつながっていくかもしれない．家族が患者と少し距離を置くことがよいこともあるが，患者の死後に後悔につながってしまうこともありえるだろう．一方で過度に献身的になることで心身の不調につながることがあり，無理のない状況になっていないか注意を払いたい．

問題点

日本の医療では患者の診療が医療者の役割であり，家族のケア・サポートはニーズがあるものの，家族が患者でない限り医療者の責務としてできる範囲は限られている．今後家族ケアのより良いあり方が検討されていくべきである．

佐藤　崇

> 病名告知は当然のことのように言われるが，患者が高齢者などの場合，時に家族から「これ以上つらい思いをさせたくないので，がんと言わないで欲しい」と求められることがある．患者の知識量や，治療への患者の協力が不可欠である場合などは告知せざるをえないことも多いが，このような家族の希望はよく話を聞いて対応したい．「患者への告知を前提にするがん医療」には再考すべき面もあろう．
>
> **Dr. 宮岡からの一言**

設定9. 終末期の家族・サポーター

2

家族・サポーターからの悩み「いうことを聞いてくれない。だんだん嫌いになっていく」

【家族・サポーターはなぜこう訴えたか】

がんの終末期は，死亡までの数週間から数カ月間くらいの短い期間であり，病気の進行や治療によって生じる身体的苦痛に加え，身体機能が急激に低下するため生活がままならなくなることが特徴といえる。患者は痛み，食欲不振や倦怠感，呼吸困難感等の症状が出現し，症状そのものによる苦痛だけでなく，死への不安や恐怖から落ち込みが強くなり，身近な家族に苛立ちをぶつけてしまうことが少なくない。

患者の症状の急激な変化についていけない家族も多く，少しでも元気になって欲しいとの思いから「食べたくない」と言う患者に「食べないと元気になれない，もっと頑張って欲しい」や，「動けない」と言う患者に「動かないと筋力が弱ってしまう」と叱咤激励してしまうことがある。そのようなやりとりを通して，患者は家族に心を閉ざしてしまったり，怒りをぶつけるようになってしまい，家族の「いうことを聞いてくれない。だんだん嫌いになっていく」という訴えにつながっていくことがある。

【家族・サポーターへのアプローチとそれに関係する考え方】

家族が患者の状況を理解しているか確認し，患者の状態を正しく理解できるよう支援する

がんは予後2カ月くらいから急速に状態が悪化する。家族は患者の変化を感じていても，それが終末期に移行しているからだとは考えられないことがある。そのため，患者の病気の状態や生活状況を家族がどのように理解しているかを確認することが必要となる。

具体的には，「嫌いになっていくと仰いましたが，○○さんの様子はどんな感じで

すか？」「具体的にはどんなやりとりがあったか教えて下さい」等と尋ねる。そして，患者の苦痛の程度や生活状況から現在の状況をアセスメントしつつ，家族が思い描いている状況のギャップがないかどうかを推察する。

患者の病状が進行していることで家族との間に亀裂が入っている場合には，想定しうる患者の状態を伝えることで，家族が患者の状況を正しく理解できるよう支援する。

患者と家族とのこれまでの関係性を確認し，家族の負担感が少なくなるよう支援する

がんに罹患する前から，患者と家族が不仲や疎遠となっている場合もある。それでも，がん罹患・終末期という患者の状況から「見放すわけにはいかない」と自分を奮い立たせて関係を維持している家族もいるということを，医療者は念頭に置いておく必要がある。

具体的には「○○さんのがんがわかる以前からそのような（嫌いになっていく）気持ちになることはありましたか？」「これまでもそのような気持ちになる時にあなたはどのように対処してきたのですか？」等と尋ねることで相談者である家族が率直な気持ちを表現できるよう促すことも家族へのケアとなる。

また，終末期に差しかかる中で，家族が介護を担うことで心身の負担が増している場合もあるため，介護ヘルパーや訪問看護師等の在宅医療サービスを活用することを促し，調整を進めていくことも大切である。

相談者である家族自身をサポートする体制を整える

家族の心情として，「(患者が) がんで深刻な状況なのに，自分が愚痴を言ってはいけない」「こんなことを考える自分はダメだ」など患者への陰性感情に罪悪感を感じるケースも少なくない。医療者は，家族はつらさや負担感等の陰性感情を表現する機会があるだけでもつらさが軽減することを念頭に置き，家族のこともケアが必要な対象として関わることが重要である。相談者のつらさに共感を示し，患者への陰性感情は吐き出してよいと保障することや相談者自身を支えてくれる存在がいるかどうかを尋ね，安心できる相手に相談することを促していく。また，相談者の心身の状況を尋ね，抑うつ傾向がある場合には精神科への受診を促すことも大切である。

注意点1

相談者がケアの対象者であると認識することが重要だが，相談者である家族の言葉だけで患者の状況や関係性を判断しないように気をつける。また，相談者である家族の気持ちのつらさに焦点を当てることが重要であり，医療者は「早急に解決しなければ」という意識を持たないように気をつける。

注意点2

患者・家族が抱える課題を多角的にアセスメントして介入することが求められる。よって，医療者もひとりで抱え込まず，多他職種で構成されるチームで介入できるよう日頃からコミュニケーションを図り，お互いを活用し合えるような関係づくりを行っておく。

児玉美由紀

設定9. 終末期の家族・サポーター

3

家族・サポーターからの悩み「このまま何もしないのは受け入れられないが，何かできるとも思えない」

【家族・サポーターはなぜこう訴えたか】

　がんの終末期になると，PS（パフォーマンス・ステータス）の低下により積極的治療は困難となり，症状緩和中心となるのが一般的である。しかし中には，患者自身は治療の限界を感じていても，リスクを承知で積極的治療を望む家族もいる。その場合，家族は「患者に少しでも長く生きていてほしい」「治療（生きること）を諦めないでほしい」など，患者に対する"希望"を強くもっていることが背景にあると考えられる。

　これらの家族の思いは至って正常な反応だとも言える。誰だって大切な家族に生きていてほしいし，できることなら治療をしてほしいと願っている。しかし，近くで患者の状況（全身状態の悪化）を目の当たりにし現状を理解しているからこそ，治療をしてほしいと思う反面，今の状況では「何かできるとも思えない」という言葉として表出されるのであろう。そこには家族の葛藤があると推測できる。あるいは，積極的治療が難しいことを受け入れ緩和ケアを行っているが，苦痛症状が十分に取り切れず，患者が苦痛を訴えている状況であるにもかかわらず手立てが見つからないことの表現として，表題のような発言に至ることも考えられる。

❶→積極的治療を望んでいる場合：病状受容の再確認が必要。患者にとっての安楽・安寧とは何かまで考える余裕がない，患者との話し合いを持てていない可能性がある

❷→症状緩和が十分でない場合：病状の受容はできているが，患者の今の状態（苦痛が取り切れないこと）が受け止められない，自分たちが何をしてよいのかわからない状況が考えられる

【家族・サポーターへのアプローチとそれに関係する考え方】

　まずは家族がどのような思いを抱いているのかを知ることが，その後のアプロー

チを考えるために大切である。このとき気をつけたいのが，家族だけに話を聞く機会をもつことだ。患者の前では言えない家族の本音を表出できるように配慮することが，家族との信頼関係を築くためにも必要なときがある。

このときの配慮の仕方には，環境的配慮，態度的配慮が含まれる。環境的配慮とは，個室などプライベートな話がしやすい環境を提供すること，家族が話を聞ける・できる状態であるかを確認し必要に応じて休息の時間を確保することなどがある。態度的配慮とは，話しやすい雰囲気をつくること，家族の話を否定せずに傾聴などの共感的理解を示すことなどが挙げられる。家族の緊張感が強いときには，患者の話とは関係のない会話をすることで家族がホッと一息つける時間にもなるだろう。

❶➡「どのように患者さんの状態を把握していますか？　また，その上でどのように感じましたか？　何が気がかりですか？」

必要であれば病状を補足し，家族の現状の受け止めを確認する。患者にとって今何が苦痛となっているのか，どうしたら安楽に過ごせるかを家族と一緒に考える。そこで大切なのが，患者の価値観である。患者がどう過ごしたいか，何を大事にしたいと思っているのかを家族が知ることができるよう支援し，それをふまえて家族の思考の整理を手助けする。そうすることで，患者にとって何がよいかという視点が高まり，積極的治療を行わずとも症状緩和や患者が望む過ごし方ができることの大切さを実感するだろう。それが家族に対する意思決定支援のひとつとなる。

❷➡「今の状況をどのように感じていますか？　患者さんにどうなってほしいと思っていますか？」

病状の理解はできている場合，患者にとっての苦痛と家族にとっての苦痛を把握することが大切である。このとき多くの家族は患者の苦痛が取り切れないことに対する苦悩や不安を感じていることが多い。そのため，症状マネジメントの方策を家族と共有することや，専門家チームがいる場合はそのスタッフとも面識を持つことも家族の安心感につながる。また，終末期になると，これまでの家族役割が変化する。その結果，家族は患者へ「何もできない」との思いを強くすることがある。時には，一緒に手浴や足浴，清拭などの快刺激が得られるケアを一緒に行うと患者の爽快感や安寧につながり，家族の無力感の軽減につながることがある。そのようにケアを通した家族支援も終末期には重要な関わりである。

注意点

終末期になると患者の苦痛は全人的なものになりやすい。その際，変化する患者をそばで見ている家族の悲嘆感情に注意する必要がある。患者の状態が悪化していく中で，家族は予期悲嘆を感じることが多いと言われている。予期悲嘆は生前から生じるものであり，病的な悲嘆を予防するためには事前のグリーフケア（後述**ポイント**参照）が大切である。

ポイント

事前のグリーフケアを行う上で大切なことは，家族が思いを表出できる場をつくることである。予期悲嘆とは，心が「お別れの準備」を始めるためのものであり，この時期の家族は複雑な感情を抱きやすい。もやもやした気持ちや整理できない思いを吐き出す場をもてること，あるいは泣いてもいいと認識できることが，家族が患者と向き合うために必要なときもある。また，患者との思い出を振り返る機会をもつことが，これから訪れるであろう患者との別れの受け止めにつながることも意識して関わるとよい。

山本未菜

設定9. 終末期の家族・サポーター

家族・サポーターからの悩み「本当の気持ちを話してくれない。愚痴などを言ってくれない」

【家族・サポーターはなぜこう訴えたか】

積極的な治療を望めず，心身の苦痛を抱える患者を目のあたりにすると，家族やサポーター（以下，家族）は患者の辛さを楽にしてあげたい，苦痛症状を少しでも和らげ，辛い気持ちや愚痴を聴き，少しでも患者の力になりたいと思いを馳せる。家族は，本心を語らない患者の思いを察しながら対応しようとするが，それが患者のニーズにそぐわないと，何もできない無力感や不全感，苛立ちなどの苦悩を抱く場合がある。本心を打ち明けてくれない患者に対して，家族は自分の役割を見出せず，「自分が頼れる存在ではないのか」と患者との心理的距離を感じ，自身の存在価値が揺らぐ心境に陥る場合もある。また，これまでの自分の対応や関わりを振り返り，後悔の念に駆られる場合もある。

さらに，家族自身が，患者の死期が近づいているという受け入れがたい現実を認識することで，深い悲しみや不安に苛まれ，長く続くことで病的抑うつ状態になることもある。

では，なぜ患者は家族に本心を語らないのであろうか。次のようなことが考えられるだろう。

家族側要因

まず，家族側の要因を考えてみる。家族自身が現実に向き合えず，患者に病状の進行，予後や死を連想する情報を伝えたくないと思っている場合，彼らの心情を察して，患者は本心を語れなくなることがある。

患者側要因

次に，患者側の要因を考えてみる。患者が病状の悪化や死期が近づいていることに直面できない場合，病状や今後の療養に関する話題を無意識に避けようとする防衛反応が生じる。自分の置かれている状況や気持ちを整理することができず，

患者自身が混乱していることもある。

また，病状進行に伴う苦痛症状が出現し，思うように動けなくなっていく自分の状況を受け入れられず，「まだ自分でできるはず」と周囲からの支援を拒む心情が生じることもあるだろう。

一方で，身の回りのことを頼らざるをえない状態を患者が認識し，家族を大切に思うがゆえに，迷惑や負担をかけたくない，悲しませたくないと思う。先行きの不安や辛い心情を彼らに伝えることを躊躇し，意図的に真意を語らない場合がある。さらに，患者の中には，もともと自分の心情を他者に話すことが得意でない方，負の感情を表に出したくないという信念や言わないことが美徳という価値観をもっている方もいる。

【家族・サポーターへのアプローチとそれに関係する考え方】

グリーフケアに繋がる家族への情緒的支援

終末期において，家族の予期悲嘆への支援は，グリーフケアに繋がる重要なケアである。家族の後悔の念が強ければ，患者の死後も自分を責め，複雑性悲嘆に移行する場合がある。患者が心身ともに安楽に過ごすことができたと家族が実感できること。そして，患者と率直に語り合え，患者の意向に添うことができたと思えることで，死後の悲嘆を軽減できることにも繋がる。

はじめに，医療者は相談者である家族が，患者にとってどのような関係や立ち位置の方なのか把握しておくとよい。そして，家族が，患者の病状をどのように受け止め，どのような心配事や望みを抱いているのかを丁寧に聴き，受容過程のどの段階にあるのか見きわめることが大切である。家族自身が現状を受け止められていない場合は，家族側の要因の影響が大きいため，家族への支援が優先される。特に，患者が小児やAYA世代の場合，死を連想する話題を避けたい心情が強く働く場合が多いため，終末期に入る前段階から，強いては診断時から家族への情緒的支援が重要である。

患者への支援

患者の身体的苦痛がある場合，まず症状緩和が必須である。また，医療者も，患者の心理状態を察するだけではなく，患者の心理状態を正しく理解ことが大切となる。そのため，医療者が患者と個別に対話する場を設け，患者の心情を聴き理解することが支援の第一歩となる。患者は，今後たどるであろう病気の経過や対

処方法を熟知している医療者が，自分を気にかけてくれる存在と感じるからこそ，ありのままの思いを語れる場合もある。患者が心情を表出しやすいように，「一番気がかりに感じることはどんなことですか？」とオープン・クエスチョンで患者の語りに理解を示しながら傾聴する。その上で，患者が家族に本心を表出できない背景を紐解いていくとよい。対話を通して，患者自身が自分の心情に気づき，考えを整理できる一助ともなる。

ただし，患者は死を差しせまって感じ始めると，一時的に防衛反応や否認が生じる。この場合，無理に本心を表出させることは患者の脅威となるため，「話したくなったときに，いつでも聴けること」を保障し，語りを無理強いせず，見守ることが必要な時期もある。よって，タイミングを計り，医療者が患者との対話の場を設けることが必要である。抑うつ状態が続いていないかを見きわめ，必要時，適切な専門家と連携できることも大切である。

また，病状の進行に伴い，患者が自分の身の回りのことができなくなる場合，特に排泄に関しては自尊心が侵され，自律性を失う体験に繋がり，スピリチュアルな苦悩を生じやすくなる。そういうときこそ，対話の場を意図的に設け，心理的に患者に寄り添い続けることが医療者に求められる。

患者-家族間のコミュニケーションの促進

患者が感情を表出しなくとも，家族とともに生きてきた人生を振り返る機会を設け，患者-家族間の交流を促進することができる。時には，医療者がそれぞれの思いを代弁することで，相互理解が深まるきっかけとなり，心に秘めた思いを表出することもある。お互いに伝えたかった思いを語り合い，患者-家族の結束が強まる体験となりうる。そして，「今後，何を大切に過ごしたいか」を率直に話し合える土台となり，今後の治療や療養場所，最期までの生き方など，家族や医療者とともに話し合うことを推奨していく。つまり，advance care planningに繋げられるとよい。

注意点

患者や家族の心理状態によっては，精神科や臨床心理士，がん看護専門看護師などの専門的な介入が必要な場合がある。がん患者や家族のうつ状態は見逃されやすいため，判断に迷う時点で専門家に相談できる体制があると望ましい。

ポイント❶
患者や家族，各々が受容過程のどの時期にいるかをアセスメントし，その時期に合った効果的な対応を検討できるとよい。

ポイント❷
患者が本心を表出しない／表出できない背景によって，患者や家族に対するアプローチが変わってくる。また，患者のひととなりへの配慮も必要である。

ポイント❸
終末期に入る前から，患者の信念や人生観，今後の治療や療養方法などについて，患者と家族があらかじめ話し合えることが望ましい。そのために，医療者は家族を巻き込むタイミングの見きわめが重要となる。医師だけで支援するのではなく，看護師やソーシャルワーカーなど多職種を巻き込み，チームで検討・関わることが有効な支援に繋がる。

桑名寿美

設定9. 終末期の家族・サポーター

5

家族・サポーターからの悩み「自分でできそうなことまで，全部私に頼ってくる」

【家族・サポーターはなぜこう訴えたか】

　私たちは人間社会において「支援する／支援される」関係性の中で生きている。終末期にあるがん患者の周りには，家族やサポーター（知人，友人，患者仲間など）が状況に応じて患者の日常生活を支援している。日常生活の支援とは，毎日の食事や入浴，排泄，衣類，移動の介助など患者の身の回りの世話だけではなく，掃除，洗濯，買い物などの家事全般も含まれる。患者が独居（身寄りがない）の場合などは，これらの一部をサポーターが支援していることもある。

　一般的に，家族やサポーターの患者への関わりは，これまでの患者との関係性の中にある愛情（相手を大切に思う気持ち）が基盤となっている。しかし，患者の要求の内容や頻度も程度が高くなると，支援する側に負担やストレスが増強してしまう。家族やサポーターにも自分の生活があるからだ。

　誰かを支援する上で，ある程度の心身の状態や経済的状況の安定性，時間的・心理的な余裕があることは重要である。「自分でできそうなことまで，全部私に頼ってくる」ことをつらいと感じる背景には，家族・サポーターの生活の中にある安定性や余裕が脅かされ，患者を支援することに負担を感じていることが考えられる。

【家族・サポーターへのアプローチとそれに関係する考え方】

家族・サポーターの状況を理解し，共感的に接する

　終末期にある患者の家族・サポーターは，患者が難治性のがんである現実に直面し，絶え間ない苦しみと対峙しながら，介護，家事，育児，仕事などの役割を遂行している。身体的・精神的にも負担が大きく，ギリギリの状況で毎日を過ごしている人もいる。

このような状況の中，家族・サポーターは，患者に対しできるだけのことはしてやりたい思いで過ごす一方で，患者がつらい思いをしていることはわかっているのに，要求に十分に応えられないことに，無力感や不全感を感じることがある。また，患者の言動にイライラして否定的な感情を抱いたり，患者に対する否定的感情やストレスを感じていることに罪悪感を持ち，自責の念を抱えることもある。

このような家族・サポーターに対しては，どのような思いを抱いているとしても，まずは相手の話を傾聴し，「そのような思いを持たれることは理解できます。おつらいこともあったでしょう」と共感的理解を示す。日ごろから，患者の周りの家族やサポーターなどの支援者の状況についても気を配り，話しやすい関係性を構築しておく。

そして「終末期にある人を介護することは大変なことだと思います。頑張っておられますね」と，これまでの介護を労う言葉かけを行う。それによって，家族やサポーターはこれまでの頑張りを肯定され承認された感覚が高まり，「次も頑張ろう」とエンパワーされる感覚が高まる。

「なぜ，患者は自分でできそうなことまで頼ってくるのか」について考える

がんの進行に伴い，心身の苦痛は増強することが多い。特に痛み，倦怠感，食欲不振，呼吸困難，不安はがん患者に多くみられる症状であり，COPDや慢性心不全，末期腎不全などの非がん患者の苦痛と比べても合併頻度は高い傾向にある[1]。これらの苦痛症状により，患者は食事や身体を動かすなどの日常生活行動ができなくなったり，症状緩和のための薬物の使用が増えることで，ベッドに横になる頻度が増え傾眠傾向になることがある。病気の進行によってこれまで行えていたことができなくなり，他者への依存度が増強する。

また，終末期のがん患者は，身体症状に加え精神症状も多く併発する。精神症状は，病期にかかわらず約半数に認められ，そのうち最も多いのは適応障害である。終末期になると，器質性精神疾患やうつ病，せん妄の割合が増加する[2]。

患者は，身体機能・自制・これまでの社会生活や人間関係などの喪失を体験し，孤独感，見捨てられ不安，実存的不安，否認などが高まることによって，他者への依存度も増強する。

このように，患者ができそうなことまで頼ってくる背景に病気の進行による心身の苦痛がある場合，まずは苦痛の緩和を行う。現在の患者の心身の状態をアセスメントし，全人的苦痛の緩和に向け多職種によるチームアプローチを行う。

家族・サポーターには，「自分で行えるように見えても，患者は○○なつらさを抱

えているため，自分で行うことが難しくなっている」ことを説明し，「何でも頼ってくる」背景にある現在の患者の状況が理解できるよう関わる。併せて「病状の進行による今後の見通し」を伝えることで，家族・サポーターも予測を持って対応することが可能になる。

「自分でできそうなのに」と感じる家族やサポーターの思いの正体と対応

　終末期にある患者の家族やサポーターは，患者の病態や現状に関する説明を聞き，頭では「できないこと」「つらくて行えないこと」は理解していても，病気の進行を受け入れることへの抵抗などから，「もっと頑張ってほしい」「もっとやれるはず」といった患者の自立への期待が生まれることがある。また，絶望や悲哀というつらい状況の中で，希望はその人を支えてくれる大切な要素になることもある。このように，家族やサポーターは認知的対処だけでは処理しきれない思いを抱えていることをふまえ，「患者さんに頑張ってほしいと思っていらっしゃるのですね」など共感的理解を示し対応する。

　「自立と依存」という視点で人の行動を考えた場合，自分のことは自分で行う意識が高い人もいれば，他人に対する依存度が高い人もいる。人は自分のものさし（価値観）で物事を判断する傾向があることから，自立性が高い人から見れば，「もっとできそうなのに」と思うのかもしれない。この場合，自立性が高い家族・サポーターが客観的に自分をとらえることができるよう「自立と依存で考えるとあなたはどのタイプですか？」と質問してみるのもよい。そして「では，患者さんはどのタイプでしょうか？」と尋ねることで，自分と相手は違うことを理解できるように対応する。

　家族やサポーターの患者への関わりは，一般的に患者に対する愛情（相手を大切に思う気持ち）が基盤となっていると前述したが，現実はそのような関係ばかりではない。人間関係の様々なしがらみや複雑な関係性などもあり，相手に愛情を持って接することが難しい関係もある。家族やサポーターにも自分の人生や生活があるため，「手に負えない負担やストレスを感じているのであれば，そこから距離を置いたり，限定的な支援に切り替えたり，第三者の支援を借りることなどを考えてもよい」こと，「本来，他者への支援は，自分自身が保たれて始めて成り立つため，自分のことも大事にしていく」などを伝える。

注意点

　家族は第二の患者ともとらえられており，ケアの対象である。日頃から，患者だ

けではなく家族の状況にも気を配り対応する

核家族化が進む現代においては，家族の縮小化・家族機能の弱体化・血縁関係の希薄化などの問題もある。家族が抱える苦しみは，個々の家族機能に影響を受ける可能性があることを考慮して対応する。

家族は，診断前から患者との強いつながりがあり，療養生活の主介護者になることが多いが，知人や友人などのサポーター（一部の患者にとっての重要他者を除く）は，家族とは違う，言わば他人という立場であり，実際の臨床場面では関わりが濃密でないことが多い。そのため，サポーターに比べて，家族は患者との物理的・情緒的距離を調整しがたい状況であると言える。本項は両者をまとめて論じてきたが，それぞれの立場の特徴を考慮して対応することが必要であろう。

文 献
1) Moens K, et al：J Pain Symptom Manage. 2014；48（4）：660-77.
2) 清水亜紀子：臨心理研紀. 2024；16：19-33.

参考文献
● 瀬山瑠加，他：日看研会誌. 2013；36（2）：79-86.

近藤まゆみ

普段から，患者と家族の心理的距離は様々であろう。その距離が「患者の家族への頼り方」を決めている可能性もある。そのあたりへの医療者の介入はかなり慎重にし，少なくとも複数の医療者の合議が必要である。

Dr.宮岡からの一言

設定9. 終末期の家族・サポーター

家族・サポーターからの悩み「最近急に（患者の）落ちこみがひどくなってきた」

【家族・サポーターはなぜこう訴えたか】

他者から話を聞く際，「情報とエネルギーをわける」[1]，あるいは「認知・思考と感情をわける」という視点がある。

今回の発言における"情報や認知"は「本人の落ちこみが目立つ」「その変化が急である」ということであり，そして「このままでは大変なことになる」といった想像である。これに対しては，伝えてきてくれた情報を受け取ったことをフィードバックしつつ，私たちがこの状況をどうとらえていてどのように対応していくかの案を情報として伝えていくことが重要である。

"エネルギーや感情"については以下が考えられる。

❶→「患者のことがとても心配だ」というものがあるだろう。「生きることを諦めてしまうかもしれなくて不安」といった思いを抱えているかもしれないし，「自殺してしまうのではないか心配」とさえ思っているかもしれない。

❷→「うまく支えてあげることができずつらい」「支え続けることに自信が持てない」といった気持ちなのかもしれない。

❸→我々医療者に対して「精神面のケアができていない」と考え（認知），不信感や怒りを感じているかもしれない。

それ以外の可能性も十分にあるが，いずれにせよ医療者に伝えてきてくれるということは，我々に対して「患者を精神的にもサポートしてほしい」という要望や期待があるはずであり，そこを基盤にして関わっていくことが必要である。

【家族・サポーターへのアプローチとそれに関係する考え方】

まず「伝えてくれてありがとうございます」と謝意を伝えたい。特に我々が患者の変化をつかんでいなかったときには尚更である。

そして，サポーターが感じているであろう感情や思いに対する言葉がけをしていきたい。そのことがサポーターの安心感や信頼感につながることが多い。

❶➡「本当にご心配ですよね」などと言葉をかける。そしてこちらが患者の落ちこみに対してどのように関わっていこうと思っているか（あるいは既に関わっているか）を伝えていく。「お話を聞く時間を増やしています」「心のケアをするチームに依頼しました」「精神科の先生に診てもらおうかと話しているところです」などである。サポーターが急な変化を感じているという状況であるため，我々も迅速に何かをしていくという姿勢を伝えると安心しやすいだろう。「すぐ，先生に相談しますね」などである。そして「私たちには言えない気持ちがあるかもしれないので，また何か気づかれたらいつでも教えて下さいね」といった思いも伝えたい。

❷➡サポーターは十分に支えになってくれていることを伝えた上で，患者の落ちこみは不可避なときがあることを伝えていきたい。たとえば「患者さんの様子，変化をキャッチしてお伝えいただけて，とても助かります。ありがとうございます」「患者さんも本当に心強いと思います」などと労いつつ，「今の病気の状態や状況だと，どうしてもご本人さんは気持ちが落ちこんでしまいますよね。他の患者さんでも，どうしても気持ちが落ちこまれる方が多いんです」といった“妥当化（当然である，理解できる）”，“標準化（多くの人に生じる，一般的な反応である）”を行うことでサポーターの気持ちの負荷を降ろすようにしたい。サポーターの心労が大きいようであればスタッフとゆっくり話をする時間を取っていくことも考える。

❸➡医療スタッフもいろいろな気持ちを刺激されるであろうが，まずは「ご心配をおかけしてすみません」といった言葉が必要になることが多い。こうした言葉がけで少し気持ちをおさめていただきつつ，話し合いができるフェーズに入っていきたい。

こちらに向けられた怒りは患者への心配や，心身ともに良くなっていかない状況に対するやり場のない怒りなどが形を変えて表出されているのかもしれない。また，怒りが強いときは“何をした・していない”という行動面や“今こうなっている”という結果に焦点が当たりやすい。つまり，情緒的なエネルギーが高まっているにもかかわらず焦点が情報や認知にあたっていると考えることができる。そのため情緒的なエネルギーを情緒的なものとして扱っていくことが大切である。「本当にご心配ですよね」などの声かけでサポーターと話し合えるような雰囲気を取り戻せるのであればそれでよいが，怒りが強くてこういった声かけがなかなか心に届かないときには，たとえば「ずっと患者さんのことを考えてらっしゃること，私たちも知っています」など，サポーターへの敬意を伝えたい。「ご心配なさるのも当然のことだと思います」など理解を伝えることも考える。また「どう

152

いったご様子だったのか教えてもらえますか？」など，あえて認知的な情報を話していただくことで情緒と認知のバランスを取ってもらえるよう意図していくこともある．落ち着きが見えてきたところで「私たちも心配です」「一緒に支えていきたいと思います」などと，患者を支えるチームとして一緒に取り組んでいきたいと伝え，あらためて協力して患者支援を継続していきたい．

ポイント❶
「認知・思考」と「感情・エネルギー」とにわけてとらえていく際，"どちらが良い"というのではなく"バランスが取れている状態をめざす"ことが重要である．

ポイント❷
心理療法の一部では相手の気持ちを早わかりしすぎずにいることが重視される．ただしがん患者支援では，そして特にサポーターへの関わりにおいては相手の気持ちを推測して言葉にしていくことが安心感や信頼感につながることも多い．

注意点
どちらかが焦っている状況では「早くなんとかして」と行動面に焦点が当たりすぎる傾向がある．もちろん早急な対応も必要だがそこだけにとどまるのではなく，気持ちや思いにも配慮した声かけを行い，患者を支えるチームメイトとして情緒的つながりを強化したい．

文献
1) 小谷英文，編：ガイダンスとカウンセリング．北樹出版，2000．

津﨑心也

設定9. 終末期の家族・サポーター

7

家族・サポーターからの悩み「『医師には内緒にしてほしいが』と言って，家庭のことや病気のことを話してくる」

【患者さん／家族・サポーターはなぜこう訴えたか】

患者の「医師には内緒にしてほしい」という言葉の背景には，身体面の変化等を感じ取ったときに「自分の身に何が起こっているのだろう」と病状について知りたいという思いと，医師から説明を受けることで病状の悪化や死に向き合わざるをえない状況になることへの恐れとの間で揺れる動く気持ちがあり，医師と話すことを躊躇することがまず挙げられる。加えて，以下のケースもあることを押さえておきたい。

❶➡今後への不安，家庭，生活についての悩みなど「こんなことを話してよいのか，弱音を吐くのは一生懸命やってくれている医師に申し訳ない」という遠慮する気持ちが生じる。

❷➡特に高齢者の場合は，診療の場面において難聴により話がよく聞こえないことや難しい説明内容についていくことができず「自分が聞いてもよくわからないから，家族と話してほしい」と，自身の意思を伝えることを躊躇してしまう。

❸➡診察の場では時間が限られており「頭が真っ白になり，何から話したらよいかわからない」と頭の整理がつかずに「問題ない」と答えてしまう。

結果として患者は，家族・サポーターに相談をすることになる。家族・サポーターは「体調の変化を相談されても対応がわからない」「本人の気持ちを受け止めるのがつらく，気分が落ち込む」といった思いから，どのように対応したらよいか悩む状況であり，患者，家族・サポーター双方への支援が必要となる。

「医師には内緒にしてほしい」という患者の意向があることから，表題のような家族・サポーターからの悩みを最初に受け取るのは，看護師であることが多いと想定される。

ここからは看護師の立場からの対応を記載する。

【患者さん/家族・サポーターへのアプローチとそれに関係する考え方】

看護師は患者，家族，サポーターがそろって同席している場で話をすることが望ましい。その際家族・サポーターには，事前に「あなたから前に聞いた思いを看護師に話してもよいか」と，患者に対して確認しておいてもらう。「医師には内緒にしてほしい」理由によって，アプローチを考えていく。

❶－❸共通

➡ まず，患者が自身の思いを語ることができるように面談の場を設け，「医師には内緒にしてほしい」理由を探っていく。この際，現状に対峙することへの不安や恐れが大きい場合については，心理的な負担が大きくならないように配慮することが大切であり，患者が気持ちを表出できることに重点を置き，思いを否定せずに支持的に関わる。

その上で，症状緩和，療養場所に関することなど，適切な情報を得て今後の過ごし方を，医師をはじめ医療チームとともに考えることで，患者・家族・サポーターにとって，より良い過ごし方を見出していきたい旨を伝え，患者の思いを医師にも共有することに了承を得ることが望ましい。患者の心理的負担に配慮しつつ，身体的・精神的苦痛への対応や意思決定のタイミングを逃さないよう情報提供等，アプローチしていく。

❶➡「体調で気になることはありますか」「何か心配なことはありますか」とオープン・クエスチョンで問いかけるようにする。情報提供に偏らずに患者が十分に話せるように配慮する。日常生活での困りごとなど気になることは何でも話してほしいことを伝える。話しにくいことを話してくれたことに対しては，感謝の気持ちを伝えることで，患者は「話してよかった」と思うことができる。

❷➡患者が意思を伝えることを躊躇する思いを汲み取り，理解度や記憶を確認した上でわかりやすい言葉で説明する。今後の療養などの話し合いには，患者がどの程度，意思決定に参画しているのか（意思決定のスタイル），情報を受け取る準備があるのかをふまえて，患者自身が意思決定に参加できるように働きかけていく。

❸➡時間が限られた診察の中で話したいこと，聞きたいことを診察の前に整理する時間をもつことができるよう，必要であれば，医師との診察の前に看護師が患者と面談を行う，メモをとっておくなどの方法を提示してあげるとよい。

特にインフォームド・コンセントや療養に関する意思決定が必要な状況では，患

者と家族・サポーターが十分に話せるように診察の場にも看護師が同席することが望ましい。看護師は，患者と家族・サポーターの意向を代弁し，医師との対話が促進できるように関わる。必要であれば，緩和ケア専門外来やがん看護専門看護師による看護外来による介入を並行して行うことで，患者，家族・サポーターは，より専門的な支援を受けることができる。「患者が医療者に十分な支援を受けることができている」と家族・サポーターが感じられることが，家族・サポーターの支援にもつながる。

注意点

患者が家族・サポーターのみに話している内容を医療者と共有する際には，患者が医療者に話さなかった理由に配慮した上で，了承を得てから共有する。

現状に対峙することへの不安や恐れが強い場合には，医療者からの情報提供が，患者への脅威となる可能性があるため，情報提供のタイミングには留意したい。

ポイント❶

終末期にある患者，家族・サポーターが，疑問や要望など率直に医療者に思いを伝え，医療者と良好なコミュニケーションをとることができるように，積極的治療の段階から，病状や治療のことだけでなく，生活について，その人の大切にしていること等，患者，家族・サポーターの理解に努め，信頼関係を築いていく。

ポイント❷

患者が信頼できる医療者，家族などの大切な人と対話を重ねるプロセスは，自らの価値を再認識し，今後の医療ケアを考える道標を得る時間となりうる。そして家族にとっては，家族の思いを患者に伝えることのできる時間となる[1]。このことを念頭に置き，患者，家族・サポーターとパートナーシップを結び，その人らしい生き方を支援していく。

文 献
1) 澤田紀子, 他：がん看護. 2024；29(2)：161-5.

参考文献
● 近藤まゆみ, 他, 編著：がんサバイバーシップ　がんとともに生きる人びとへの看護ケア. 第2版, 医歯薬出版, 2019.

望月美穂

家族を含む支援者や看護師が「医師には内緒にしてほしいが……」と伝えられたときの対応は難しい。伝えられている者の間で，どうしても主治医に伝える必要があるか，そうしなくてもよいかを十分審議し，主治医に伝えたほうがよいと判断される場合は，患者の同意を得なければならない。

Dr. 宮岡からの一言

設定9. 終末期の家族・サポーター

8

家族・サポーターからの悩み「患者がずっと『死にたい』と言い続けている」

【患者さん／家族・サポーターはなぜこう訴えたか】

患者の「死にたい」には，いろいろな思いが背景にある。「診断を受けてどうすればよいかわからない」(混乱)，「検査や治療がつらい」(疲弊)，「この先のことを考えると怖い」(恐怖)，「どうせいつか死ぬなら早く終わらせたい」(放棄)，「家族に負担をかけ続けていることが申し訳ない」(罪責感)など，その背景は千差万別と言える。

病気と診断され，治療を受け，病気を抱えながら生活する。こうした経過の中で，患者が上記のように考えてしまうことも無理はない。死にたいと思うほど，つらい状況なのであり，ひとつのヘルプサインであると理解することができる。また訴え続けるということから，患者はつらさの訴えが周囲に届いていないと感じている可能性もあり，身体的苦痛も含めてケアが必要な状態であることがうかがえる。一方で，こうした患者が，うつ病や適応障害などの診断に該当するケースも多く，この訴えをひとつの症状として見ることによって，支援の可能性が広がる場合もある。さらに，「患者がずっと死にたいと言い続けている」という家族・サポーターの訴えのニュアンスからは，患者だけでなく，家族や医療者など，周囲の対応できる限界を超えている様子も垣間みえる。

したがって，こうした訴えが続く場合には，以下のような視点で，順を追って整理していく必要があるだろう。

❶➡「希死念慮」という精神症状に対処する
❷➡助けを求めていることを理解し，身体的苦痛および精神的苦痛の改善に努める
❸➡家族・サポーターの対応能力や疲弊にも目を向ける

【患者さん／家族・サポーターへのアプローチとそれに関係する考え方】

❶➡希死念慮への気づき。

　一般的に，希死念慮（自殺念慮）が先行し，自殺企図（自殺未遂）のエピソードを経て，最終的に自殺既遂に至ることが多いとされるが，希死念慮のみでも自殺に至るリスクは十分にある[1, 2]。つまり，希死念慮は自殺につながる最初のサインである。「実際の行動には移していない」「明るく過ごしているように見える」などの理由で，自殺には及ばないだろうと軽んじてしまうのは大変危険である。また，明確に「死にたい」と言葉にしていない場合でも，「いっそ死んでしまったほうがマシ」などの婉曲的な表現や，「消えてなくなりたい」「ずっと眠っていたい」などの間接的な表現が使われることもあるため，注意が必要である。

　医療者としては，まずこうした言動を見逃さない，受け流さないことが重要であり，精神科医師などの専門家への相談につながるように声かけを行っていく必要がある。

❷➡身体的苦痛および精神的苦痛の緩和。

　がん患者の場合，痛みが十分にコントロールされていないこと，またこうした症状について医療者とのコミュニケーションが十分にとれていないことが，自殺の引き金となることが知られている[3]。患者は医療者になかなか言い出せないこともあるため，医療者はまず「死にたい」という訴えの背景に痛みや呼吸苦などのつらさがないかを確認し，最大限，身体的苦痛の緩和に努めることが重要になる。

　また，がん領域では，医療者がうつ病をはじめとする精神疾患を見逃しやすいことも多くの研究で指摘されている[3]。しかし老若男女問わずほとんどの場合，希死念慮の背景には，うつ病がある[4, 5]。がん患者の場合は，精神疾患の家族歴や既往歴がなくとも，苦痛の強さによってうつ病を発症することがあるため，まずはうつ病の可能性を評価した上で，精神科医師や心理職などの専門家につなげることが推奨される。

　このとき，最初に患者の状態に気づいた家族や医療者には，ゲートキーパーとしての役割が求められる。ゲートキーパーには"命の門番"という意味があり，自殺のリスクを評価する，判断・批判せずに聞く，安心・情報を与える，サポートを得るように勧める，セルフヘルプへの参加を勧める，などの支援が可能であると言われている[6]。しかし，特に家族など，大切な人であるからこそ，判断・批判せずに聞くということがなかなかできないことは多い。「そんなこと言ってはいけな

い」「頑張って生きるべき」などと声をかけるのではなく，患者の気持ちに丁寧に耳を傾けながら，適切な支援につなげる必要がある。患者は「自分の気持ちが弱いのではないか」と不安を感じたり，患者自身が精神疾患に気づいていないこともあるため，医療者は丁寧な説明と紹介を行い，「医療者から投げ出された」と患者が感じることのないように努めるべきである。

精神科医師などの専門家へ紹介された後，うつ病と診断された患者には，薬物療法や精神療法が提供される。これまで，うつ病の治療については数多くの知見が蓄積され，近年では薬物療法と精神療法の併用が特に効果的であるとされている[7]。まずはしっかりと精神疾患の治療を行うことで，安心した環境で患者の「死にたい」気持ちの背景にある疲弊や恐怖に向き合うことができるようになる。

❸➡サポーターに対するケア。

サポーターである家族や医療者は，上記のようにゲートキーパーとしての役割が求められる一方で，ひとりの人間であることも見逃すことはできない。実際に，希死念慮や自殺企図を経験した患者の家族は不安や抑うつの症状を訴えているのに対し，援助をほとんど受けていないとの報告もみられる[8]。患者から「死にたい」という気持ちを聞き続けている家族は，「具体的に何をしたらよいかわからない」「頑張って接しても先が見えない」などの思いから不全感が蓄積し，疲弊してしまう。家族や医療者がセルフケアを行える環境を整えるとともに，必要時には適切な支援が提供される必要がある。

また，患者が「死にたい」という思いを家族やサポーターのみに打ち明けている場合，医療者と患者の信頼関係が十分に構築されていない可能性や，医療者が患者の不安や苦痛を十分に傾聴できていない可能性がある。患者が「医師に言うことで治療方針が変わるのではないか」と危惧したり，「病気以外のことを主治医に話してもよいのだろうか」とためらい，訴えを抑制してしまうことも考えられる。医療者側は，こうした患者の心理を理解し，治療と直接関連のない話題であっても，患者が安心して話せる環境を整えることが求められる。

注意点

希死念慮があるから精神的支援が必要であると自己判断し，自己流の精神療法を行うことは逆効果となる場合がある。また身近な家族・サポーターは患者への思いが強いからこそ，客観的に対応できなくなる場合もある。精神科医師や心理職などの専門家への紹介を第一に考えて丁寧に対応することを心がける必要がある。

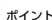

ポイント

まずは患者の「死にたい」気持ちについて丁寧に聞き，身体的苦痛および精神的苦痛の緩和に努める。その際，希死念慮として自殺リスクやうつ病の可能性を評価した上で，精神科医師や心理職などの専門家へつなぐ必要がある。さらに，家族・サポーター側の疲弊にも目を向け，支援することで，共倒れを防ぐことが重要と言える。

文 献

1) Haregu T, et al：J Affect Disord. 2023；331：57–63.
2) Park CHK, et al：J Psychiatr Res. 2020；131：1–8.
3) 明智龍男，他：臨精医. 2004；33(5)：681–91.
4) Beghi M, et al：Neurosci Biobehav Rev. 2021；127：193–211.
5) Shao C, et al：Ann Palliat Med. 2021；10(9)：9607–13.
6) 内閣府：あなたもゲートキーパーに！ 大切な人の悩みに気づく，支える．
 [https://www.gov-online.go.jp/useful/article/201402/2.html]
7) Cuijpers P, et al：World Psychiatry. 2020；19(1)：92–107.
8) Lavers G, et al：Int J Environ Res Public Health. 2022；19(9)：5181.

市倉加奈子

> 希死念慮を訴える場合，原因は自らの病気だけでなく家族や社会との関係など複雑なことが多い。希死念慮が強い場合は，がんへの対応に終始せず，早めに精神科医に相談して，精神医療が必要かどうか検討する。

Dr.宮岡からの一言

設定10. サバイバー

「がんって聞くとドキドキして苦しくなる。治ったはずなのにつらい」

【患者さんはなぜこう訴えたか】

がんサバイバーとは治療の有無にかかわらずがんに罹患したことがある人全般を指す。がんサバイバーには、積極的がん治療を受ける急性期、維持療法や積極的な経過観察を受ける延長期、症状が落ち着いているあるいは治癒したと考えられる安定期という3つの「季節」（時期）が存在する[1]。一般的には、急性期または延長期のがんサバイバーを「がん患者」、安定期を「がんサバイバー」として区別することが多い。

がんサバイバーには様々な健康問題が生じる。具体的には、がんの再発、2次がん、がんの発生要因と重なる慢性疾患、がん治療の後遺症や臓器障害、晩期合併症などである[2]。また、がんサバイバーはその時期によらず様々な生きづらさを抱えている。この生きづらさは、身体的苦痛にとどまらず、全人的な苦痛であるとされる。

今回の訴えは、がんの告知や急性期のがん治療による不安障害や心的外傷があり、がんという言葉をトリガーにストレス反応が生じているととらえるのが一般的であろう。しかしながら、前述のがんサバイバーの健康問題や全人的なつらさの表出の可能性があることを含め、幅広くアセスメントすることが重要である。

❶→がんという言葉でがん告知やがん治療の際に受けた不安傷害や心的外傷が惹起されストレス反応を起こしている可能性がある。

❷→がんの原因と重なる生活習慣による慢性疾患や急性期のがん治療による晩期合併症の症状が表出している可能性がある。

❸→「ドキドキする」ことより「治ったはずなのにつらい」ことが主の訴えであり、がんサバイバーの生きづらさを表出している可能性がある。サバイバーの全人的苦痛ととらえることもできるため多面的なアプローチが必要である。

【患者さんへのアプローチとそれに関係する考え方】

❶→マレーシアでの469人のがん患者を対象とした外傷後ストレス診断尺度（SCID）を用いた前向き研究によれば，診断後6カ月時点で21.7％，4年経過した時点でも6.1％が心的外傷後ストレス症候群（PTSD）と診断された。この研究では，4年時点でのPTSD発症率にがん種間の差はなかったものの，6カ月時点でPTSDと診断されたもののうち約30％は4年時点でその尺度が増悪していた[3]。がんに誘発される身体症状に加え，感情のコントロール不良，睡眠障害，他人の回避行動などの症状がある場合は，PTSDの可能性が高いため，精神科医や臨床心理士に早期に紹介する必要がある[4]。がんサバイバーに対してしっかりした社会的支援ができることを伝えること，がんに関する十分な情報を与えることなどで，PTSDの発症リスクを軽減し，PTSDの重症化の予防に繋がる[4]。

❷→がんサバイバーに生じる健康問題は様々である。動悸や倦怠感はがんサバイバーがよく経験する症状である。がんの発生原因となる生活習慣，具体的には喫煙などによる心疾患や，アンスラサイクリン系抗がん薬や抗HER2抗体薬の使用に代表される晩期合併症としての心機能障害が，安定期サバイバーに出現している可能性を常に考えておく必要がある。がんという言葉だけでなく労作により動悸は誘発されないのか，浮腫や心雑音などの身体所見も重要なアセスメント項目になる。倦怠感がより強い場合は，免疫チェックポイント阻害薬による副腎不全などの可能性もあるため，採血などを含む総合内科的な診療が鑑別に必要となる。

❸→がんサバイバーは生きづらさを抱えている。前述の健康問題に代表される身体的苦痛だけでなく，再発の不安に代表される心理的苦痛，社会生活への復帰遅延や家族関係の変化による社会的苦痛，がんサバイバーとしての自分の存在を肯定的にとらえられないスピリチュアルな苦痛など，全人的苦痛がベースに存在する場合がある。今回の問題となる訴えが，「がんって聞くとドキドキして苦しくなる」ことではなく，実は常に苦しくつらいことの表出である可能性がある。我々は，がんサバイバーに接する際に，生きづらさがあることに共感の姿勢を示し，緩和ケアに準じた全人的苦痛のアセスメントを実践する必要がある。対応可能な苦痛に対してはその緩和を進め，問題が幅広く複数の専門家の対応が必要な場合は，がん相談支援センターなどの利用を促すとよい。いつでもどこでも相談場所があることの周知が最も重要である。さらに，この生きづらさに対しては同じ体験をしたピアサポーターの支援が有効な場合がある。日頃よりピアサポートの場を把握しておき，がんサバイバーに情報提供できる体制をとっておくとよいであろう。

注意点❶

PTSDまでには至らずとも，がんサバイバーにある程度の不安障害がある場合は，動悸等の症状を呈する場合が想定できる。再発への恐怖の表出である可能性もあり，サバイバーに対する心理的サポートの場の提供が必要である。現時点ではがん相談支援センターがその役割を担うことになるが，実際にサバイバーに対応する精神科医や臨床心理士の確保には課題が残る。

注意点❷

サバイバーの健康問題に関するがん治療医・がん診療チームの認識が低い現状がある。がん治療チームは，急性期がんサバイバーに対して安定期を見据えた教育的支援を行う必要がある。急性期あるいは延長期サバイバーに対して，この支援が実装できると，安定期サバイバーが自ら以後に生じうる苦痛に対する予防的措置をとれるようになるであろう。欧米では，サバイバーを支援するためにサバイバークリニックなどが開設されているが，日本においてはきわめて稀であり，今後の普及が期待される。

文 献

1) Mullan F：N Engl J Med. 1985；313(4)：270-3.
2) 髙橋　都, 他, 監訳：サバイバーシップ学 がんにかかわるすべての人へ. メディカル・サイエンス・インターナショナル, 2022.
3) Chan CMH, et al：Cancer. 2018；124(2)：406-16
4) がん情報サイト：PDQ® 日本語版　最新がん情報　がん関連心的外傷後ストレス（PDQ®）
[https://cancerinfo.tri-kobe.org/summary/detail_view?pdqID=CDR0000062831&lang=ja]

佐々木治一郎

設定10. サバイバー

2

「またがんになるのが不安」

【患者さんはなぜこう訴えたか】

がんサバイバーには再度のがん罹患のリスクが存在する。具体的にはがん再発と二次がん発生である[1]。再発リスクはがん種や病期により様々である。再発リスクによらず，安定期サバイバーには一定頻度で再発に対する恐れをいだく者がいることが報告されている[2]。

二次がんには，初発がんと発生要因（生活習慣や遺伝要因）を共有するがんと，初発がんの治療に関連して生じるがん（治療関連二次がん）がある。二次がんには，発がんを最小化（予防）できるがんや，特定のサーベイランスを行うことで早期発見し，根治率を高めることができるがんがある[3]。

一般的に，がん治療医は再発に関してはそのリスクや頻度を詳しく説明している場合が多く，二次がんに関してはその説明が不足している場合が多い。安定期サバイバーは既に急性期や延長期に定期受診していたがん専門病院から離れていることが多く，そのことが再度のがん罹患に対する不安や恐れに繋がることが知られている。

今回の訴えは，多くのがんサバイバーにありうるものであり，サバイバーに対して再発や二次がんについてどの程度説明されているかにより対応が異なる。さらには，サバイバーにおける全人的な苦痛のひとつの表現としてこの訴えが出ることがあることも認識しておく必要がある。

❶→再発に対する不安や恐怖を有する場合であり，説明の有無によらず一定頻度のサバイバーが表出する訴えである。

❷→二次がんに関する説明を受けた安定期がんサバイバーであることが多く，詳細な頻度や予防の説明が不足している場合に生じやすい。

❸→「またがんになるのが不安」ということが，過去のがん告知やがん治療のつらさの表出であり，再発や二次がんに対する不安だけでなく，がんサバイバーとして生きていくことへの不安を表している場合がある。サバイバーの全人的苦痛ととらえることもできるため多面的なアプローチが必要である。

【患者さんへのアプローチとそれに関係する考え方】

❶➡術後から5年以上経過した安定期乳がんサバイバーに対する，再発の恐れの評価指標FCRI（Fear of Cancer Recurrence Index）を用いた研究では，がんサバイバーの19.7％が臨床的に重度の再発への恐れがあると報告された。この再発への恐れは，男性より女性に多く，高齢者より若年者に多いことが示された[2]。がんサバイバーは再発の恐れと戦っていることを理解する必要があり，それを乗り越えてきたことを賞賛する姿勢が必要である。その上で，その時点での再発のリスクに関する正確な情報提供が不安を軽減する可能性があること，再発の不安に対しては通院していたがん治療病院以外にもがん相談支援センターなど相談窓口があることなどを伝えることが重要である。

❷➡診断から5年以上経過した安定期がんサバイバーを1年間経過観察した疫学調査の結果，男性の12％，女性の8.3％に二次がんが発生したとの報告があり，がんサバイバーの約1割に二次がんが発生しうることを認識する必要がある[4]。二次がんは，初発がんの発生要因，具体的には喫煙や飲酒などの生活習慣や遺伝要因に関連して発生する場合と，放射線治療や抗がん薬治療などの治療により発生する場合がある。生活要因による二次がん発症リスクは生活習慣の改善により軽減することができるため，不安に向き合うとともに生活習慣改善指導も合わせて提供することが望ましい。二次がん発生リスクの高い初発がん治療経験者や遺伝要因を有するがんサバイバーの場合は，定期的なサーベイランス方法が存在する場合があるため，専門機関に紹介するなどの対応も必要である。特に遺伝要因がある場合は，遺伝カウンセリングなども併せて行う必要がある。

❸➡「またがんになるのが不安」の中の「不安」にフォーカスをあて，共感の姿勢を示しつつ，サバイバーの不安を具体的に聴取する。不安はサバイバーの心理的苦痛のひとつであるが，再発や二次がんに対する恐れや不安のみならず，がんとの闘病中（急性期や延長期）の全人的苦痛に起因する場合がある。緩和ケア的なアプローチで，身体的苦痛，心理的苦痛，社会的苦痛，スピリチュアル苦痛に分けて丁寧に問診し，対処可能な苦痛にひとつひとつ対応していく。このような場合，同じ体験を経験したピアサポーターによる支援が有効な場合もあるため，ピアサポートの場へ誘導することもひとつの方法である〔**設定10-1「がんって聞くとドキドキして苦しくなる。治ったはずなのにつらい」**（☞p162）参照〕。

注意点

がんサバイバーががん罹患の記録（病名と治療サマリー）を持参している場合があるため，特に小児がんサバイバーにはサマリーを持っているかどうかを確認し利用できるようにすべきである。

文　献

1) 髙橋　都, 他, 監訳：サバイバーシップ学 がんにかかわるすべての人へ. メディカル・サイエンス・インターナショナル, 2022.
2) Simard S, et al：Support Care Cancer. 2009；17(3)：241-51.
3) NCCN Guidelines for patients®：Second cancers. Survivorship care for cancer-related late and long-term effects, 2024.
 [https://www.nccn.org/patients/guidelines/content/PDF/survivorship-crl-patient.pdf]
4) Sung H, et al：JAMA. 2020；324(24)：2521-35.

佐々木治一郎

設定 10. サバイバー

3

「仕事や私生活に自信がわかない。元気が出ない」

【患者さんはなぜこう訴えたか】

　がんが根治し，晴れてがん患者から"サバイバー"となっても，それは元通りの生活ができるようになるということではない。再発の不安に怯えながら，まだ本調子には程遠い身体と心で「病み上がりの生活」がスタートすることになる。
　人は生活する上で「会社での役割」「配偶者としての役割」「養育者としての役割」「介護者としての役割」など様々な役割を担っている。がんの罹患は，このような社会的役割の一部または全部を喪失する可能性がある。これは人生における大きな危機である。
　がんが根治し，これら社会的役割を取り戻したいと思う一方で，自身の身体と心は本調子には程遠い状態のため，元の役割を再度担うことに不安を感じたり，実際にがんに罹患するまで当たり前にできていた役割が果たせないことに直面する。
　さらにサバイバーを取り巻く周囲の人々は良い意味でも悪い意味でもサバイバーを「がん患者」とは扱わなくなっていく。根治した喜びをわかち合いつつも，時にサバイバーは自身が経験した，あるいは今まさに経験しているつらさを本当には理解してもらえないと溝を感じ，孤独感を覚えることもあるだろう。
　このような元の役割を早く取り戻したいと思う焦燥感，それができない苦悩や葛藤，そして自身と周囲との間のギャップから生じる孤独感から，表題のような訴えをされるのだと思われる。

【患者さんへのアプローチとそれに関係する考え方】

エンパワーメントアプローチ

　表題のような訴えをするとき，サバイバーは社会的役割を喪失し，自信を失ったパワーレスな状態にある。パワーレスな状態にある方に対しては，最初に傾聴し，心の奥底から溢れる苦痛や悲嘆に寄り添い，受容・共感することが必要である。サバイバーが「自身にしかわかりえない」と孤独感に苛まれていた苦痛を，支

援者と共有することができたと感じることができたとき，そこにラポール（信頼関係）が生まれる。このラポールがエンパワーメントの土台になる。時として，ラポールの構築，それ自体で訴えが解決することさえある。

またサバイバーの持つストレングスに着目し，強化することが重要である。つらい治療を自身と家族の力で乗り越えることができたこと，身体も心も万全ではないが日々頑張って生活していること，どんなときも笑顔を絶やさないことなど，がんに関わることでもそうでなくてもどんなことでもよい。様々なストレングスを発見し，心から取り組みを労い，畏敬の念を持って支持を表明することである。このような関わりによって，サバイバーはエンパワーされ，自信を取り戻し，自身のストレングスを取り戻し，時には新たに獲得したり，さらに強化することもある。このようにして「病み上がりの生活」から，より豊かな新たな人生へ一歩を踏み出すことができる。

ピアサポートの重要性とその活用

専門職だけがこのような相談支援を行うのではないことも知っておく必要がある。このような訴えをされる方へのサポートとして特に重要な役割を持つのはピアサポートである。ピアサポートとは，同じ体験をした仲間（ピア）が相互に助け合う（サポート）のことである。ピアサポートは仲間との相互作用により前述した苦悩や葛藤，孤独感などを共有し和らげることができるだけでなく，ピアサポート活動を通して自身も誰かを支える体験をすることで，失った自信やストレングスを取り戻し，新たな自己実現の場ともなりうる大きな可能性を秘めている。ピアサポートはピアサポーターによる個別相談や，患者団体による患者会，全国のがん診療連携拠点病院等で行われているがんサロンなど様々な形で提供されている。このような情報は「がん情報サービス」（https://ganjoho.jp/）や各都道府県のHP等から参照できる。地域性もあるため，地域のがん相談支援センターのがん相談員等と連携し，このような社会資源を紹介することも必要である。（※がん相談支援センターは全国のがん診療連携拠点病院等に設置され，自施設の患者・家族の相談だけでなく，地域住民や地域医療機関等の相談に乗る役割を担っている）

問題点

表題のように自ら言語化し訴えることのできる方は少ない。多くの方がこのような訴えを持ちながらも，表出していない，表出できていないのだと考えたほうがよいと思われる。むしろ訴えることができないほどに落ち込んでいる方にはより

いっそうのサポートが必要であり，時として精神科への紹介なども検討する必要がある。支援者は常にその可能性を視野に入れて意図的・積極的に関わり，ニーズを発見する姿勢を持つ必要がある。

ポイント

支援者が個人で解決をめざすのではなく院内外の社会資源を活用することが大事である。地域のがん相談支援センターや院内の患者相談窓口（ソーシャルワーカー，がん看護専門看護師等）と連携し，必要に応じてリファー（紹介）する。下記は院外の社会資源の一例だが，行政や各専門職団体，民間などの取り組みがある。病院での出張相談を行っている場合もある。

- 会社との労使等の交渉：弁護士，社会保険労務士，産業医
- 就職，求職，転職活動：ハローワーク（職業安定所），キャリアコンサルタント
- 資産の管理など：弁護士，司法書士，行政書士，ファイナンシャルプランナー

注意点

ラポールが構築されていない状況での軽率な励ましやアドバイスは逆効果となる可能性があるため，慎重な対応が必要である。

参考文献
- 厚生労働省委託事業　がん総合相談に携わる者に対する研修事業：ピア・サポーター養成テキスト　2023年度版．[https://www.peer-spt.org/document/peer-spt/]

市川賀一

がんへの罹患によって元気がなくなるのは当然の心理的反応であるが，たとえば「あれほど興味をもっていたスポーツの記事も読む気がしない」などの「興味の喪失」と呼ばれる症状が強くみられることがある。この場合は抗うつ薬が有効な場合もあるので，専門家に相談したほうがよい。

Dr.宮岡からの一言

設定10. サバイバー

「後遺症がつらい」

【患者さんはなぜこう訴えたか】

このような発言の例として，次のようなシチュエーションで考えてみたい。

Aさんは50歳代の乳がん患者。乳がん手術後，放射線治療と抗がん剤治療（ドキソルビシン＋シクロホスファミド→パクリタキセル）を終了し，ホルモン療法を続けている。しかし，手術後の腕のリンパ浮腫や全身倦怠感という副作用に悩む日常だった。

Aさん：「先生，手術のあと，腕がむくんで動かしにくいんです」

主治医：「それはリンパ浮腫の可能性がありますね」

最近Aさんは階段を上る際に息切れを感じ，1週間で体重が急激に3kg増加していた。

Aさん：「最近，階段を上ると息が切れるし，体重も増えました」

主治医：「それは気になる症状ですね。運動不足でしょうか。あるいは一種の老化現象かもしれませんね」

Aさんはその後心不全症状を示し，病院に搬送されました。

心機能低下は抗がん剤の晩期合併症と判明。アンスラサイクリン系抗がん剤などでは投与数年後に発症することがある。

主治医：「実はこれは抗がん剤の長期的な副作用の可能性があります」

Aさん：「そういうことがあるなんて……こんなにがまんしないほうがよかったなぁ」

Aさんはいままでの症状はがんとは無関係と思い込み，主治医にあまり詳しく伝えていなかったのです。

Aさん：「最近きつくなってきたのですが，がんとは関係ないと思っていました」

主治医：「残念ながら，血液検査などに出ない副作用は言ってもらわないと医療側はなかなかとらえきれないことがあります」

このように，がん治療後の晩期合併症について，患者と医療者双方の認識が異なることがある。

がん種やステージ，治療手段によってかなりの個別性があるが，がん治療後に元

表1　がん罹患経験者の後遺症・晩期合併症

・嚥下障害	・聴覚障害
・体のむくみ	・末梢神経障害
・リンパ浮腫	・慢性疼痛
・骨粗鬆症	・疲労・倦怠感
・心機能障害	・フレイル・肥満と痩せ
・腎機能障害	・性生活への恐れや疼痛
・認知機能障害（ケモブレイン）	・毛髪が生えそろわないなど
・視力低下	・皮膚障害
・嗅覚障害	・全身イメージの変化
・味覚障害	・不眠

の体に戻れるとは限らない。**表1**のように多数の後遺症・晩期合併症が報告されているが，医療者にはなかなか認識されにくい問題がある。主なものを下記に解説する。

① **倦怠感**：別名がん関連疲労（cancer related fatigue）とも表現し，30〜40％の患者が治療後10年持続する。

② **（気持ちの）つらさ（distress）**：がんのケアで「6番目のバイタルサイン」ともいわれる。つらさとは，「がんやその身体的症状，治療に効率的に対処する能力を妨げる可能性のある心理的（認知的，行動的，感情的），社会的，精神的性質を持つ多面的で不快な感情体験」と定義される。1週間の全般的なつらさを10段階でスクリーニングする「つらさの寒暖計」ではカットオフ4で33％，カットオフ5で22％の有病率が報告されている。

③ **疼痛**：がんサバイバーの有痛率は40％と言われている。

④ **認知機能障害**：ケモブレインとも言われ，殺細胞性化学療法を受けた25〜75％に認知機能の影響あり。物忘れやとっさに言葉が出なくなる，家計管理ができなくなる，仕事で治療前の仕事量がこなせなくなったなどQOLの低下につながる。基本的に画像検査での異常がなく，医療者に理解してもらえない悩みと言える。

⑤ **むくみ・浮腫**：がん罹患とがん治療による影響で，リンパ浮腫やシスプラチンによる腎障害，アンスラサイクリン系抗がん剤，免疫チェックポイント阻害薬による心障害の症状として表れることがある。

⑥ **しびれ**：末梢神経障害が起こりやすい抗がん剤の使用歴があり，両手両足の手袋・靴下型の範囲で左右差がない所見なら，化学療法関連の末梢神経障害の可

能性が高まる。

⑦ **骨粗鬆症**：骨粗鬆症検診が利用可能。骨粗鬆症があれば，通常の薬物療法，運動療法をすすめてよい。乳がんや前立腺がん，胃がんの既往があれば，特に注意深くチェックする必要がある。

⑧ **栄養障害（痩せも肥満も含む）**：ホルモン療法が肥満に関連することがある。消化器がんの既往があると，痩せ，フレイルのリスクが高まるため，管理栄養士にコンサルトも考慮する。

⑨ **アピアランスの問題**：脱毛の持続，爪の変形持続，色素沈着，手術による体表の変化など），治療前の状態には戻らないことに苦悩することがある。

【患者さんへのアプローチとそれに関係する考え方】

がんサバイバー（がん罹患経験者で治療中の患者も含む）は3分の1～半数が長期間苦痛症状を経験し，その悩みを病院に相談しにくいことが知られている。また，がん経験者の考え方は医療者の予想を超えていることがあり，密かに悩んでいたり，病院外での解決方法を探しているケースもめずらしくない。

さらにがん経験者の診療における予想外の症状出現もあり，がんサバイバーの治療後症状にはどんなものがあるか，医療者側は事前にチェックしておく必要がある。また，がん経験者には「本人が言わないと医療者側も気づけないことがある」と伝えておくといいだろう。その上でつらい慢性的な身体症状へ一緒に対処していく姿勢を作り上げていく。

支援サイト

がんサバイバー本人に，自らの症状を理解してもらうための支援サイトを伝えることができる。今は高齢者もスマートフォン所持率が高く，すぐ検索できるが，信頼できる情報サイトにたどり着けるとは言いきれない。

伝える支援サイトとしては，筆者は，わが国で知名度，内容，スマートフォン対応面で優れている「がん情報サービス」(https://ganjoho.jp/) を推奨する。特に「がん情報サービス＋症状」で検索してみて，と助言すると「症状を知る/生活の工夫・様々な症状への対応」ページに簡単にたどり着け，サバイバーの自己学習，自己対処に有用である。

他に，がん相談支援センター，がん患者会，がんピアサポーター活用を進める方法もある。

問いかけの方法

患者自ら訴えないと医療者が把握できない症状と，それを聞くための問いかけの方法，相手が訴えてきたときの対応法をいくつか提示する。

- 自発的訴えの重要さを伝える言葉：「症状の訴えがないとがん関連合併症の診断が遅れることがあります」
- 疲労レベルの確認：「最近，日常生活において疲れやすいと感じますか？」
- 末梢神経障害：「手足のしびれで日常生活や作業で何か制限を感じますか？」
- 認知機能障害：「最近，物忘れや集中力の低下で生活や仕事に支障ありますか？」
- 心不全症状：「階段を上る，または短い距離を歩くだけで息が苦しくなることはありますか？ あるいは急に体重が増えたことはありませんか」
- 深部静脈血栓症（DVT）として急な足の疼痛，リンパ浮腫に伴う蜂窩織炎では手足の熱感，疼痛，腫脹：「持続・悪化する手足の痛みや腫れはありませんか？」
- （フレイル進行による）全身倦怠感：「一日の運動量や食事内容はどのようになっていますか？」「筋力維持や栄養バランスは老化の進行を遅らせる要素です。少しずつでも運動を始めることが症状の改善に役立つ場合があります。簡単な散歩から始めてはどうでしょう？」
- 慢性疼痛：運動療法「適度な運動が疼痛の緩和に有効なこともあります。専門家と相談しながら，運動プランを考えましょう」，社会活動の推奨「社会参加や趣味を持つことが精神的な健康にも寄与し，痛みの軽減につながる場合があります」
- 認知機能障害（ケモブレイン）：「対処方法として，マルチタスクを避ける，仕事をルーチン化する，メモを取る，周囲の人に状況を話し理解してもらう，アラームを活用する，やることリストをつくる，などがありますよ」

ポイント

後遺症で悩むがん罹患経験者への対処方法をまとめる。

- がんサバイバーの治療後症状の概要を知る。
- 症状を適切に医療者に伝えることで早く診断・治療につながる重要さをがんサバイバーに理解してもらう。
- つらい身体症状に一緒に対処していく姿勢を作り上げる。

- がんサバイバーが医療側に言いやすくなる環境を整える。
- がんサバイバーに自らの症状を自覚して，知ってもらうために，まずは信頼の置けるがん情報サービスサイトなどを知ってもらう。

押川勝太郎

慢性期の心身の症状には，手術などの治療自体が原因となっている症状や，現在用いている薬剤による副作用としての症状などがあり，多彩である。医学的に原因とどこまで対処できるかをきちんと患者に説明し，「他にも気づくことがあったらすぐ教えて欲しい」と伝えることが不可欠である。

Dr.宮岡からの一言

索 引

欧 文

A
autonomy 42

C
cancer related fatigue 172

D
distress 172

I
independence 42

N
NURSE 108

P
post traumatic growth 19
PTSD 163

S
SHAREプロトコール 108, 113, 116
SPIKES 115

和 文

あ
アイデンティティー 69
安全配慮義務 64
安定期 162

い
生きづらさ 163
意識障害 37, 130
意思決定 17, 86, 155
依存 75, 148
医療費 77, 92
怒り 7, 30, 36, 50
痛み 21
今の関係性 125

う
うつ病 88
受け入れ拒否 4, 27

え
延長期 162

お
オープン・クエスチョン 145, 155

か
がん
——関連疲労 172
——再発 165
——相談支援センター 93
——のイメージ 25
過去の関係性 125
家族
——サポート 138
——同席 34, 39
——に対するアセスメント 135
——の葛藤 140
——の負担感 138
——療法 67
家庭内での役割 71
賢い患者 89
葛藤 44
患者家族 33
完治 105

き
希死念慮 41, 56, 131, 158
希望 96
——の維持 111
気持ちの整理 16
急性期 162
急性ストレス反応 28
共感 119
——的理解 149
共同意思決定 87
恐怖 25, 111, 158
勤務先 98
——への不満 100

く
グリーフケア 136, 142, 144
苦痛 86

け
ケアを通した家族支援 141
ケモブレイン 172
ゲートキーパー 159

傾聴 119
結果の伝え方 30
健康保険 77
現在バイアス 111
現実的な問題 92
現実逃避 57

こ
コーピングスタイル 51
孤独感 53, 168
子ども 103
語気や態度 44
抗うつ薬 3
高額療養費 79
　　――制度 77, 101
告知 30
心の支え 60
心の準備 13
言葉の言い換え 116
根治 47
混乱 30, 33, 36, 158

さ
サンクコスト効果 87
再発 107
　　――告知後 107
罪悪感 148
罪責感 158
産業医 63

し
死の受容プロセス 8
死への恐怖 54
視野狭窄 56
自己
　　――犠牲 82
　　――負担限度額 79
　　――防衛 10
自殺 35
自責感 10, 95
自責の念 148
自尊心 91
自由診療 77
自律尊重原則 112
実存的苦痛 42

社会的問題 113
社会的役割 7, 168
称賛 119
情緒的支援 144
身体的苦痛 42
身体的問題 113
心的外傷後成長 19
心理的距離 143
心理的不安感 4
人生における優先順位 69

す
スピリチュアルケア 123
スピリチュアルペイン 41, 113, 121, 124
睡眠覚醒 1
睡眠導入薬 2

せ
せん妄 130, 131
セカンドオピニオン 79
生活と治療の両立 103
精神的苦痛 42
精神的問題 113
制吐薬 90
責任感 83
先進医療 77
全人的苦痛 162

そ
ソーシャルワーカー 101
相互理解 145
喪失 168
　　――感 121

た
タイムリミット 23
他者への怒り 10
妥当化 152
退職 98
第二の患者 95, 149

ち
チームアプローチ 130
知人からの伝聞 20
治療中止 118
治療の展望 96
治療を受けるまでの時間 23

177

て

適応障害 148

と

ドロップアウト 39

取り引き 44

に

二次がん 165

二次的な精神症状 91

日常生活の支援 147

ね

ネガティブ思考 74

は

パニック 39

漠然とした質問 66

判断がつかない 66

万能感 37

ひ

ピアサポーター 166

ピアサポート 169

否認 7, 13, 30, 33, 36, 44, 50, 60, 71, 111, 118

疲弊 158

人に頼る 101

標準化 152

標準治療 77

病状の理解 115

ふ

不安 85, 111, 115

　　──感 7

不快感 54

不確実性 47

不眠 1

負の感情 19

複合的苦痛 42

副作用 89

復職 98

ほ

ポジティブ思考 74

防衛 60

防衛機制 60

包括的アセスメント 132

放棄 158

み

未成年の子ども 71

む

無力感 53

も

申し訳なさ 95

妄想 37

や

ヤングケアラー 103

病み上がり 168

薬物療法 89

ら

ライフレビュー 125

ライフワーク 69

ラポール 169

り

療養・就労両立支援指導料 100

両立支援コーディネーター 62, 98

れ

レジリエンス 19

わ

若者ケアラー 103

編集代表

宮岡　等 *Hitoshi Miyaoka*

北里大学名誉教授(精神科)
医薬品医療機器総合機構(PMDA)
東北医科薬科大学医学部臨床教授
昭和大学客員教授

1974年	土佐高校卒業
1981年	慶應義塾大学医学部卒業
1988年	慶應義塾大学大学院博士課程修了
1988年	東京都済生会中央病院精神神経科
1992年	昭和大学医学部精神科講師,助教授
1999年	北里大学教授(医学部精神科学主任教授)
2021年	北里大学名誉教授

がん治療にまつわる
患者の悩みへのアプローチ

定価(本体3,600円＋税)
2025年3月15日　第1版

編集代表　宮岡　等
発行者　　梅澤俊彦
発行所　　日本医事新報社　www.jmedj.co.jp
　　　　　〒101-8718　東京都千代田区神田駿河台2-9
　　　　　電話(販売)03-3292-1555　(編集)03-3292-1557
　　　　　振替口座　00100-3-25171
印　刷　　ラン印刷社

© Hitoshi Miyaoka　2025　Printed in Japan
ISBN978-4-7849-7375-0　C3047　¥3600E

本書の複製権・翻訳権・上映権・譲渡権・公衆送信権(送信可能化権を含む)は(株)日本医事新報社が保有します。
JCOPY　〈(社)出版者著作権管理機構　委託出版物〉
本書の無断複写は著作権法上での例外を除き禁じられています。複写される場合は、そのつど事前に、(社)出版者著作権管理機構(電話03-5244-5088, FAX 03-5244-5089, e-mail:info@jcopy.or.jp)の許諾を得てください。

電子版のご利用方法

巻末袋とじに記載されたシリアルナンバーを下記手順にしたがい登録することで，本書の電子版を利用することができます。

❶ 日本医事新報社Webサイトより会員登録（無料）をお願いいたします。

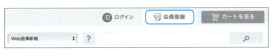

会員登録の手順は弊社WebサイトのWeb医事新報かんたん登録ガイドをご覧ください。

https://www.jmedj.co.jp/files/news/20191001_guide.pdf

（既に会員登録をしている方は❷にお進みください）

❷ ログインして「マイページ」に移動してください。

❸ 「未登録タイトル（SN登録）」をクリック。

❹ 該当する書籍名を検索窓に入力し検索。

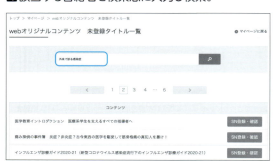

❺ 該当書籍名の右横にある「SN登録・確認」ボタンをクリック。

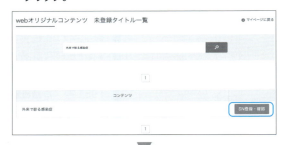

❻ 袋とじに記載されたシリアルナンバーを入力の上，送信。

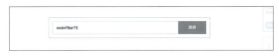

❼ 「閉じる」ボタンをクリック。

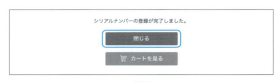

❽ 登録作業が完了し，❹の検索画面に戻ります。

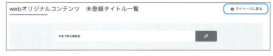

【該当書籍の閲覧画面への遷移方法】
① 上記画面右上の「マイページに戻る」をクリック
 ➡❸の画面で「登録済みタイトル（閲覧）」を選択
 ➡検索画面で書名検索➡該当書籍右横「閲覧する」ボタンをクリック
 または
② 「書籍連動電子版一覧・検索」*ページに移動して，書名検索で該当書籍を検索➡書影下の「電子版を読む」ボタンをクリック

https://www.jmedj.co.jp/premium/page6606/

＊「電子コンテンツ」Topページの「電子版付きの書籍を購入・利用される方はコチラ」からも遷移できます。

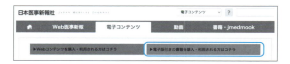